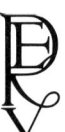

rororo sport
Herausgegeben von
Bernd Gottwald

Empfohlen
vom Verband für
Turnen und Freizeit,
Hamburg

Karen Beigel
Stephan Gruner
Thorsten Gehrke

Gymnastik
falsch und richtig

**Hits für einen
gesunden Körper**

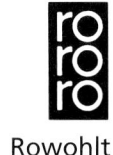

Rowohlt

Originalausgabe
Veröffentlicht im Rowohlt Taschenbuch Verlag GmbH,
Reinbek bei Hamburg, Juli 1993
Copyright © 1993 by Rowohlt Taschenbuch Verlag GmbH,
Reinbek bei Hamburg
Umschlaggestaltung Peter Wippermann/Jürgen Kaffer
(Foto: Eberhard Weckenmann)
Layout Angelika Weinert
Satz Sabon und Frutiger PostScript Linotype Library, PM 4.2
bei Langosch Grafik + DTP, Hamburg
Belichtung Cleeves Reprotechnik, Hamburg
Druck und Bindung Clausen & Bosse, Leck
Printed in Germany
1090-ISBN 3 499 19430 9

Inhalt

Einführung

Gibt es falsche und richtige Gymnastik? Wenn man sich die Flut von Sportbüchern und Zeitschriften ansieht, die seit Jahren regelmäßig «neue» und in der Regel auch gesündere Gymnastik auf den Markt bringt, so scheint die Antwort auf der Hand zu liegen. Aber ein Blick in die sportliche Praxis macht deutlich, daß die Umsetzung der sportwissenschaftlichen Erkenntnisse nur sehr langsam voranschreitet. Traditionelles und zum Teil verstaubtes Übungsgut wie «Entengang» oder «Klappmesser» gehören leider oft noch zum klassischen Repertoire einer Gymnastikstunde.

Dieses Buch unterscheidet sich von anderen Veröffentlichungen dadurch, daß es keine «neue» Gymnastik- oder Fitnessmethode anbietet. Vielmehr werden alte *und* neue gängige Sportübungen auf ihre Funktionalität hin untersucht. Ausgangspunkt sind dabei die bekanntesten Negativbeispiele, die sich im Verein, in der Schule oder im privaten sportlichen Training noch immer großer Beliebtheit erfreuen.

Vor dem Hintergrund, daß die Beschwerden am Bewegungsapparat in den letzten Jahren deutlich zugenommen haben, übernimmt der Sport immer stärker eine kompensatorische Rolle, indem er einen Ausgleich für den Bewegungsmangel oder die einseitigen Belastungen des Alltags schaffen soll.

Neben den Herz-Kreislauf-Erkrankungen sind die Rückenleiden zum zentralen Motiv für sportliche Aktivität geworden. Im Freizeit- und Breitensport bekommen daher gesundheitsorientierte Bewegungsprogramme eine immer größere Bedeutung, und die von den verschiedensten Anbietern durchgeführten Rückengymnastikkurse finden immer mehr Zulauf.

Aber nicht alle bekannten und praktizierten Übungen für den Rücken haben eine ausgleichende und damit gesunde Wirkung. Beweglichkeits- (Mobilisation) und Kräftigungsübungen (Stabilisation) im Rumpfbereich können der Wirbelsäule sogar eher schaden als nützen, wenn sie der natürlichen Funktion des Körpers nicht entsprechen.

Die gesundheitlichen Schäden, die ein Hochleistungstraining mit sich bringen kann, sind hinreichend bekannt und medizinisch belegt. In welchem Verhältnis steht dazu aber eine falsche Gymnastik im Freizeitsport? Kann hier überhaupt von einem gesundheitlichen Schaden gesprochen werden? Sicherlich führen falsch ausgeführte Gymnastikübungen, die die Wirbelsäule belasten, aber nur gelegentlich ausgeübt werden, nicht zwangsläufig zu einem Sportschaden. Aber wenn die Wirbelsäule bereits im Alltag durch einseitige Fehlhaltungen, wie z. B. langes Sitzen, stark beansprucht ist, so kann die Fortsetzung der Fehlbelastung im Sport bei entsprechender Dauer und Intensität den Ausschlag für akute oder chronische Rückenbeschwerden geben. Besonders bei weniger trainierten Menschen ist es von Bedeutung, daß die oft unzureichend ausgebildete Rumpfmuskulatur an ihren Schwachstellen nicht noch zusätzlich durch falsches Training negativ beeinflußt wird.

In der Auswahl der «falschen» Gymnastik ist daher der Schwerpunkt auf den Bereich *Wirbelsäule und Rumpfmuskulatur* gelegt und auf die Fehler, die man bei den Übungen zur Beweglichkeit und zur Kräftigung des Rückens machen kann.

Ziel des Buches ist es, durch eine größere Sachkenntnis bezüglich falscher und richtiger Gymnastik und durch ein geschultes Körperbewußtsein zu einem gesünderen und individuell richtigen Trainingsprogramm zu gelangen. Die Auswahl an Alternativübungen ist dabei eine hilfreiche Unterstützung.

Wir bedanken uns bei Brigitte, Katrin und Winni und bei allen anderen Kollegen, Freundinnen und Freunden, die uns bei der Arbeit an dem Buch unterstützt und beraten haben.

Falsch

Kräftigung der Bauchmuskulatur

Klappmesser
Starke Belastung der Lendenwirbelsäule, vor allem bei schwacher
Bauchmuskulatur.
Diese Übung kräftigt weniger die Bauchmuskeln als die ohnehin schon
verkürzten Hüftbeuger.

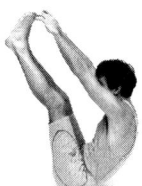

Richtig

Kräftigung der geraden Bauchmuskeln
In Rückenlage sind die Beine angestellt, die Fersen drücken in den
Boden, Kopf und Schultern heben etwas ab, die Arme sind entspannt
in Vorhalte.

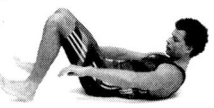

→ Die angestellten Beine und der Druck der Fersen gegen den
   Boden verhindern ein Anspannen der Hüftbeuger. Diese Übung
   kann sowohl statisch mit Halten als auch dynamisch mit langsamem Auf- und Abrollen ausgeführt werden.

Kräftigung der schrägen Bauchmuskeln
In Rückenlage berührt abwechselnd ein Ellbogen das jeweils entgegengesetzte Knie. Kopf und Schultern heben etwas vom Boden ab.

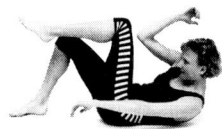

Zum Gebrauch

In diesem Buch sind Übungen zu finden, die grundsätzlich als unfunktionell und ungesund einzustufen sind. Diese Gymnastikformen erreichen also weder ihre beabsichtigten Ziele, noch sind sie physiologisch sinnvoll. Es gibt aber auch Übungen, wie zum Beispiel der Liegestütz, die lediglich im untrainierten Zustand zu einer Gesundheitsgefährdung werden. Allen «falschen» Übungen werden jeweils «richtige» gegenübergestellt.

Woran erkenne ich falsch und richtig?
Die *Gymnastik falsch und richtig* ist auf Doppelseiten zusammengestellt (vgl. Abb. links):
Die falsche Gymnastik befindet sich immer auf der linken Buchseite und ist an den hellen Sportanzügen zu erkennen. Die gesunden Alternativen (dunkle Anzüge) sind auf der gegenüberliegenden Seite und entsprechen jeweils den beabsichtigten Zielen der falschen Übung.

Wie sind die Übungen zusammengestellt?
Die falsche und richtige Gymnastik wird in drei Kapiteln vorgestellt, wobei die ersten beiden Kapitel Einzel- und das dritte Kapitel Partnerübungen präsentiert.
Die Übungen sind unterteilt nach:
– Körperabschnitten (*Wirbelsäule und Rumpfmuskulatur* und
  Bein- und Armmuskulatur)
– Funktionen (*Mobilisation und Dehnung* und *Kräftigung*)

Wo finde ich was?

Das Kapitel «Sportmedizinische Erläuterungen» stellt eine Ergänzung zu den ersten drei Kapiteln dar und beleuchtet den theoretischen Hintergrund der falschen und richtigen Gymnastik.

Wer sich im Sport richtig und gesund bewegt, sollte dies auch im Alltag nicht vergessen. Das Kapitel «Alltag und Sport» gibt Anregungen zum richtigen Sitzen, Stehen und Tragen.

Da richtiges Dehnen in keinem gesunden Bewegungsprogramm fehlen darf und auch hier noch viele Fehler gemacht werden, gibt das Kapitel «Stretching» wertvolle Tips zur Theorie und Praxis.

Ein Überblick über die falschen Übungen in den einzelnen Kapiteln findet sich auf Seite 124.

Kapitel 1

Wirbelsäule und Rumpfmuskulatur

Übungen zur Mobilisation und Dehnung

Falsch

Mobilisation der Halswirbelsäule

Kopfkreisen

Durch eine unkontrollierte und
schnelle Bewegung entsteht eine
hohe Belastung auf Gelenke, Bänder
und Zwischenwirbelscheiben der
Halswirbelsäule.
Die Halswirbelsäule ist kein
Kugelgelenk!

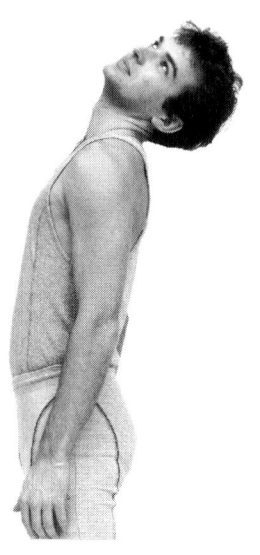

Mobilisation und Dehnung **Richtig**

Mobilisation der Halswirbelsäule
Langsame, kontrollierte Bewegung
im spürbar angenehmen Bereich.
– Vorbeugen
– Drehen nach rechts und links
– Kopf rechts und links neigen
– Kein Rückbeugen!

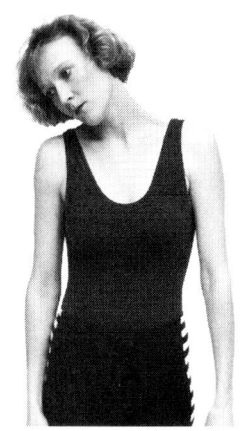

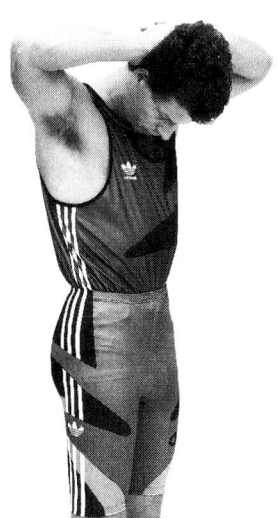

Dehnung der Halsmuskulatur
Hände am Hinterkopf
verschränken und mit leichtem
Druck den Kopf nach vorn
unten ziehen, bis eine leichte
Dehnung in der Nacken-
muskulatur zu spüren ist.

17

Falsch

Mobilisation und Dehnung

Mobilisation des Rumpfes und der Hüfte

Schwungvolles Rumpf-kreisen
Die gesamte Wirbelsäule ist für schwungvolle, unkontrollierte Rotations-bewegungen nicht konzi-piert. Fehl- bzw. Über-belastung der Lenden-wirbelsäule.

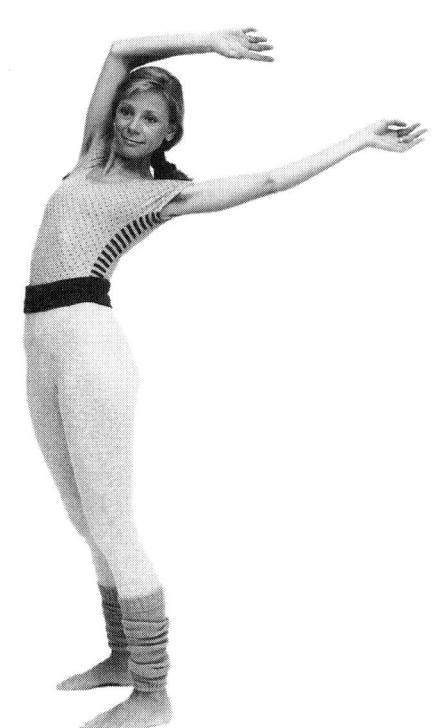

Mobilisation und Dehnung

Mobilisation des Rumpfes
Seitneigen und gleichzeitig
den entgegengesetzten Arm
hochstrecken.

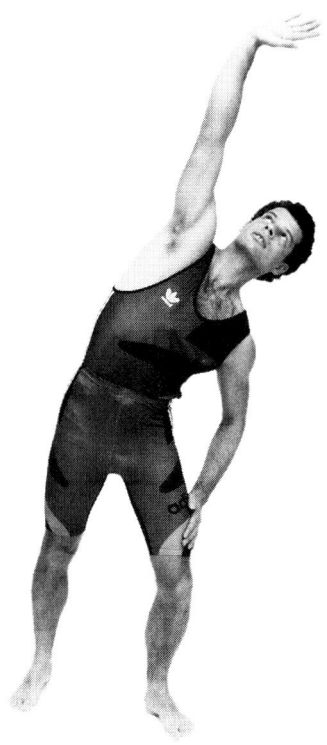

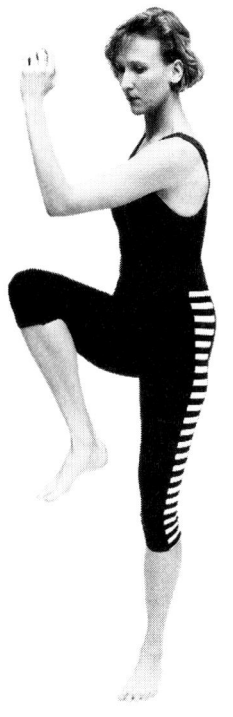

**Mobilisation des Rumpfes
und der Hüfte**
Abwechselnd einen
Ellbogen und das entge-
gengesetzte Knie vor dem
Körper zusammenführen
und anschließend wieder
Arm und Bein strecken.

Falsch

Dehnung der Rückenmuskulatur und Mobilisation der Wirbelsäule

Rollbewegung rückwärts – Pflug

Übermäßige Belastung auf Brust- und Halswirbelsäule, da das gesamte Körpergewicht darauf lastet. Starke Dehnung des hinteren Längsbandes der Wirbelsäule.

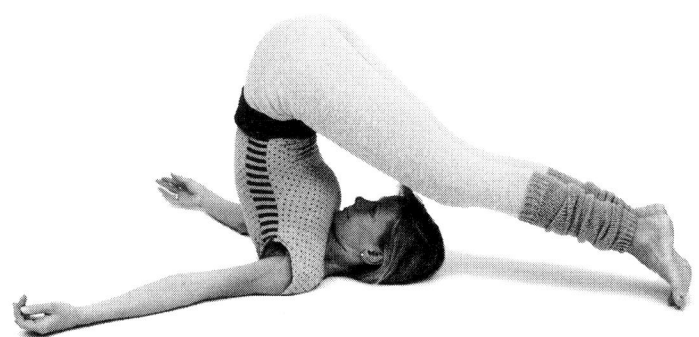

Mobilisation und Dehnung

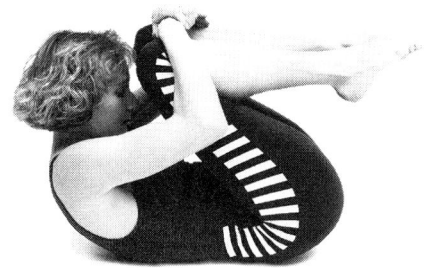

**Dehnung der
Rückenstrecker**
«Päckchen» in
Rückenlage.

**Dehnung der Lendenwirbelsäule
sowie der Hüft- und Lendenwirbelsäulenstrecker**
Das gebeugte Knie über dem gestreckten Bein ablegen. Durch den
Druck der Hand auf das angewinkelte Knie kann die Dehnung im
Lendenwirbelbereich unterstützt werden. Die Schultern bleiben
am Boden.

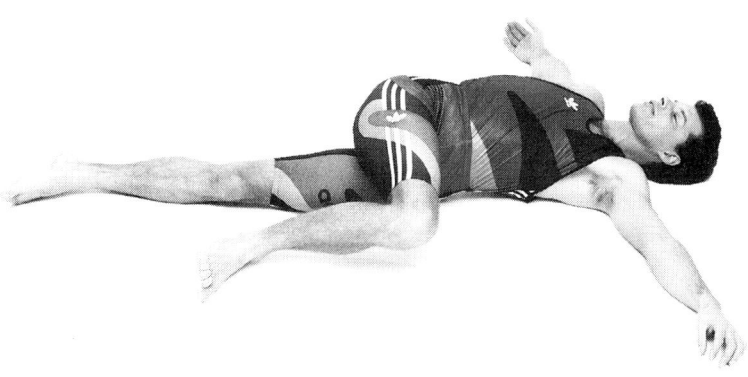

**Beweglichkeitsmaximierung der gesamten Wirbelsäule;
Dehnung der Rumpfvorderseite**

Brücke oder Bogengang
Alle Übungen, die das Ziel einer Überbeweglichkeit in der Wirbelsäule
haben und in einer extremen Hohlkreuzstellung durchgeführt werden, sind aufgrund einer möglichen Schädigung der Lendenwirbelsäule grundsätzlich abzulehnen.

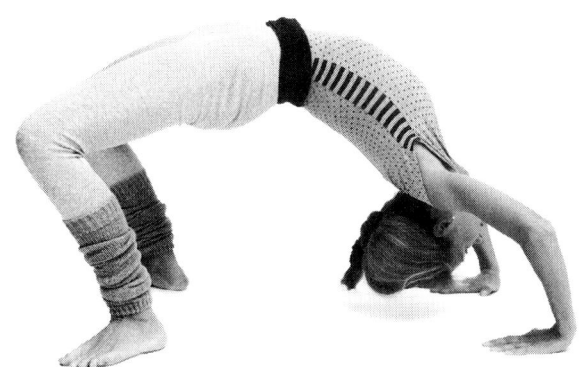

Mobilisation und Dehnung

**Dehnung der Schulter-
und Brustmuskulatur**
Mit dem Bein den
geraden Rücken der
Partnerin fixieren und
langsam und kontrolliert
die Arme nach oben
hinten in eine Dehn-
position ziehen.

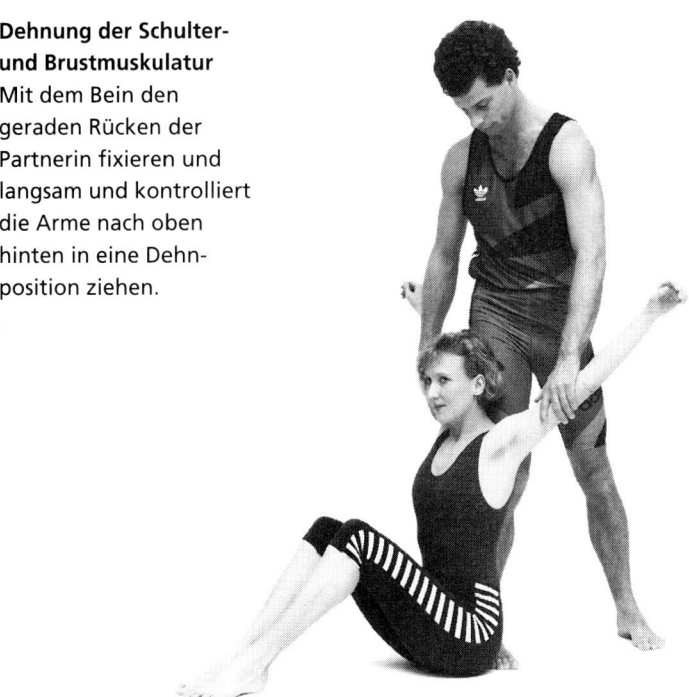

**Beweglichkeitsmaximierung der Wirbelsäule:
keine Alternative**
Da weder eine Überbeweglichkeit in der Wirbelsäule
noch eine extreme Hohlkreuzstellung physiologisch
sinnvoll ist, gibt es keine Alternative!

Falsch

Dehnung der Rumpfvorderseite

Schwalbennest
Unfunktionelle Verstärkung der natürlichen Wirbelsäulenkrümmung mit möglicher Schädigung der Lendenwirbelsäule.

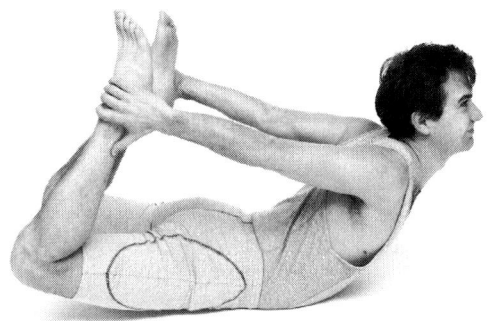

Mobilisation und Dehnung

Richtig

Dehnung der Rumpfvorderseite
In Rückenlage die Arme neben dem Kopf ablegen.

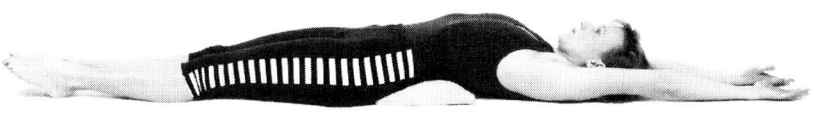

→ Die Lage soll angenehm und nicht schmerzhaft sein!
Ein kleines Kissen im Bereich der Lenden- und Halswirbelsäule
erleichtert diese Übung.

Dehnung der Rumpfvorderseite
Das Gewicht des Oberkörpers auf den Ball legen und langsam
nach hinten rollen, bis ein leichtes Ziehen an der Rumpfvorderseite
spürbar ist. Die Arme hängen seitlich entspannt herunter.

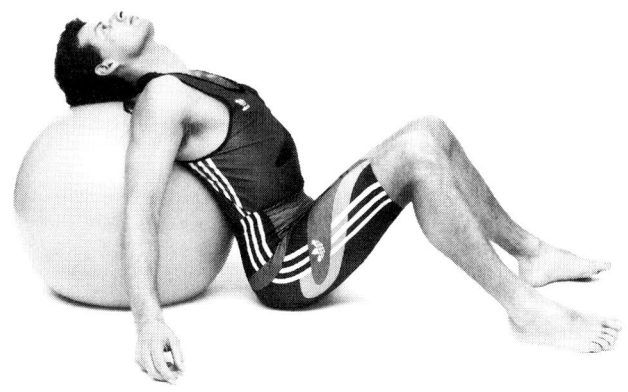

Falsch

Dehnung der unteren Rückenmuskulatur und der hinteren Oberschenkelmuskulatur

Schwungvolles Rumpfvorbeugen im Lang- und Grätschsitz
Überlastung der Lendenwirbelsäule und besonders des hinteren Längsbandes; kaum Dehnung der hinteren Oberschenkelmuskulatur.

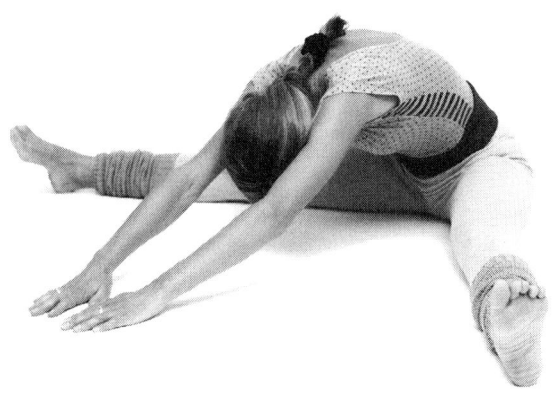

Mobilisation und Dehnung

Richtig

**Dehnung der
unteren Rücken-
muskulatur**
«Kutscherhaltung»
auf einem Stuhl.
Die Beine hüftbreit
auseinander, die Ellbogen
auf den Knien abstützen
und den Oberkörper
langsam nach vorn
neigen, bis eine leichte
Dehnung im unteren
Rücken zu spüren ist.

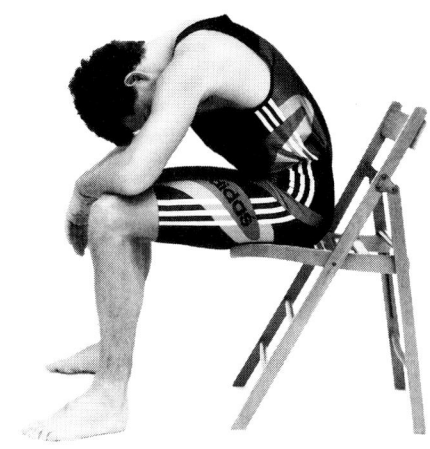

**Dehnung der hinteren
Oberschenkelmuskulatur**
Das ausgestreckte Bein liegt
am Boden, das gebeugte Bein
wird mit den Händen unter-
halb des Knies fixiert und
dann gestreckt.

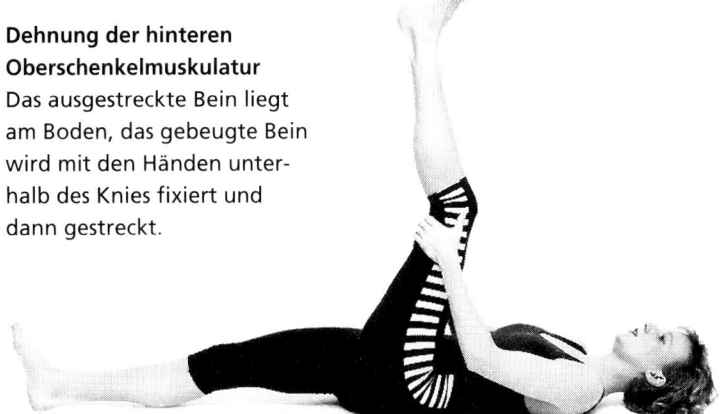

Mobilisation des Lendenbereichs und Dehnung der hinteren Oberschenkelmuskulatur

Holzhacken –
Schwungvolles Rumpfvorbeugen im Stand
Jede schwungvolle Bewegung in der Wirbelsäule sollte aufgrund der Belastung für Bänder, Muskeln und Bandscheiben vermieden werden.

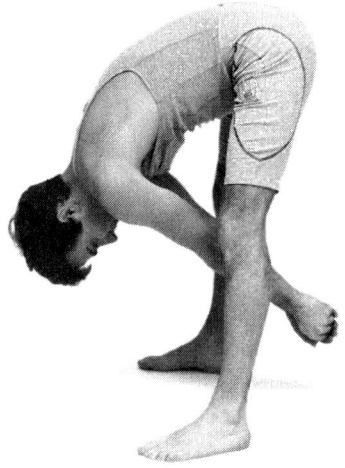

→   Grundsätzlich ist über eine schwungvolle Ausführung
    keine Muskeldehnung möglich! (Siehe Seite 115)

Dehnung des Lendenbereichs
Embryohaltung in Seitlage

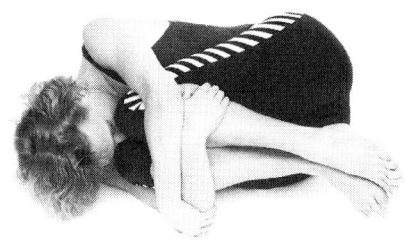

**Dehnung der hinteren
Oberschenkelmuskulatur**
Aus der leichten Schritt-
stellung den Oberkörper
langsam nach vorn neigen,
bis die Dehnung im gestreckten Bein zu spüren ist.

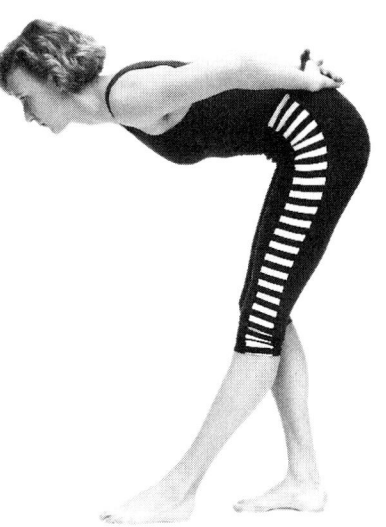

Mobilisation und Dehnung

**Dehnung der
vorderen Rumpfmuskulatur**

**Diagonales Rumpfrückbeugen
im Stand**
Starke Belastung im Bereich
der Lendenwirbelsäule

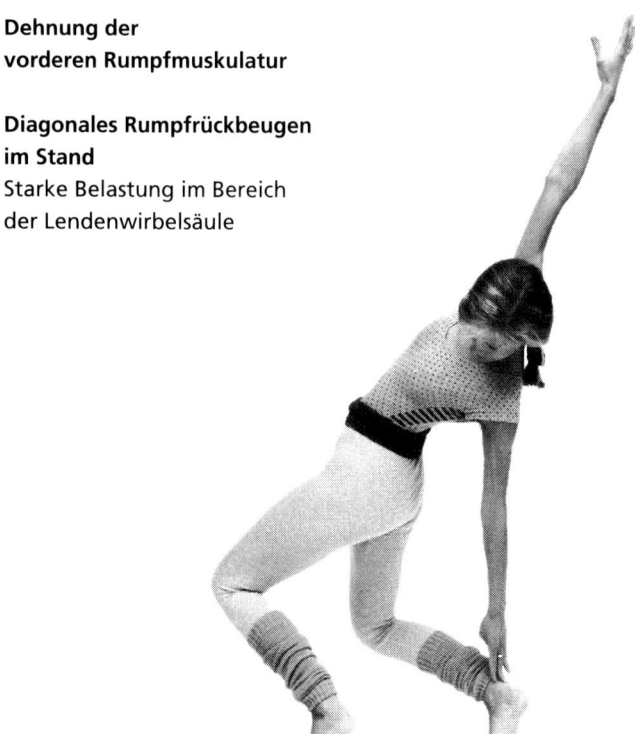

Mobilisation und Dehnung

Dehnung der Rumpfvorderseite
Aushängen an der Sprossenwand

→ Bei einem unangenehmen Gefühl im Schulterbereich kann diese Übung auch im Stehen ausgeführt werden.

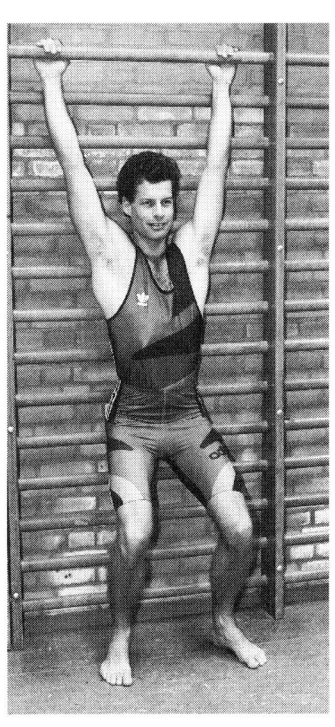

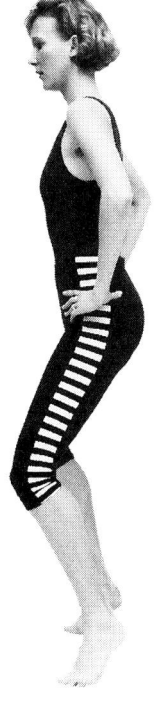

Beweglichkeit im Becken
Im Zehenstand etwas in die Knie gehen; das Becken nach vorn und hinten kippen.

Dehnung der Rückenstrecker und der hinteren Oberschenkelmuskulatur

Diagonales Rumpfvorbeugen im Grätschstand
Wird diese Übung schwungvoll ausgeführt, kommt es zu einer Überbeanspruchung der Wirbelsäule. Die Hauptbelastung beim diagonalen Vorbeugen befindet sich im Bereich der Lendenwirbelsäule.

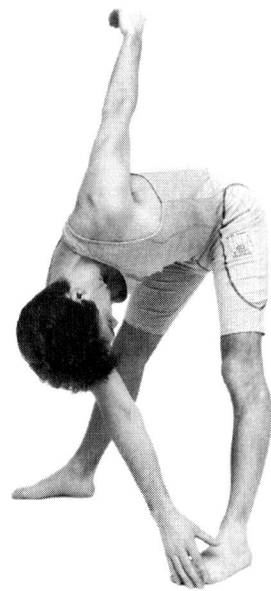

Mobilisation und Dehnung   **Richtig**

**Dehnung
der Rückenstrecker**
«Katzenbuckel». Dabei
sind die Knie und
Hände etwa schulter-
breit auseinander,
die Hände zeigen leicht
nach innen.

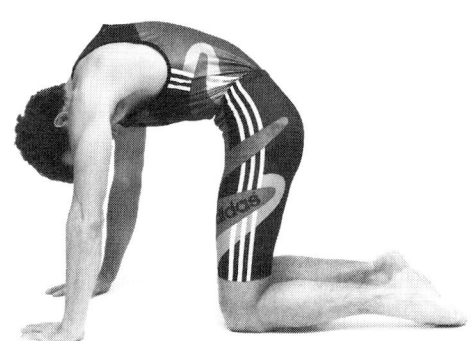

→ Durch eine Veränderung des Abstandes zwischen Händen
und Knien können unterschiedliche Bereiche des Rückens gedehnt
werden.

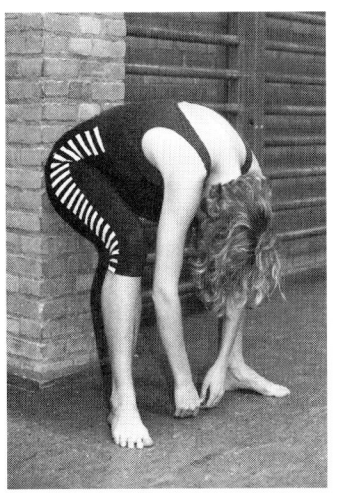

Dehnung der Rückenmuskulatur
Mit angewinkelten Beinen den
unteren Rücken an die Wand lehnen
und dann langsam den Oberkörper
nach vorn beugen.

Übungen zur Kräftigung

Übungen zur Kräftigung

Kräftigung der Bauchmuskulatur

Klappmesser
Starke Belastung der Lendenwirbelsäule, vor allem bei schwacher
Bauchmuskulatur.
Diese Übung kräftigt weniger die Bauchmuskeln als die ohnehin schon
verkürzten Hüftbeuger.

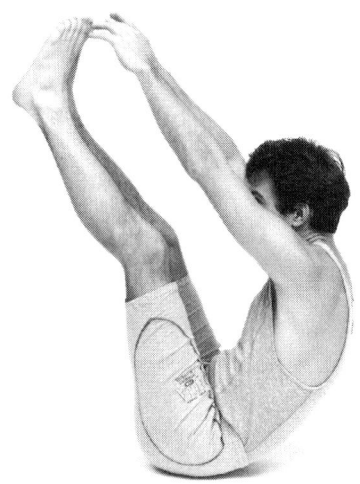

Übungen zur Kräftigung

Kräftigung der geraden Bauchmuskeln

In Rückenlage sind die Beine angestellt, die Fersen drücken in den Boden, Kopf und Schultern heben etwas ab, die Arme sind entspannt in Vorhalte.

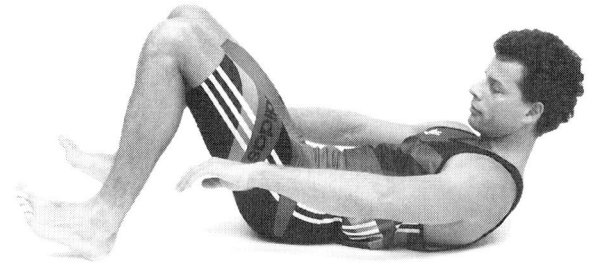

➜ Die angestellten Beine und der Druck der Fersen gegen den Boden verhindern ein Anspannen der Hüftbeuger. Diese Übung kann sowohl statisch mit Halten als auch dynamisch mit langsamem Auf- und Abrollen ausgeführt werden.

Kräftigung der schrägen Bauchmuskeln

In Rückenlage berührt abwechselnd ein Ellbogen das jeweils entgegengesetzte Knie. Kopf und Schultern heben etwas vom Boden ab.

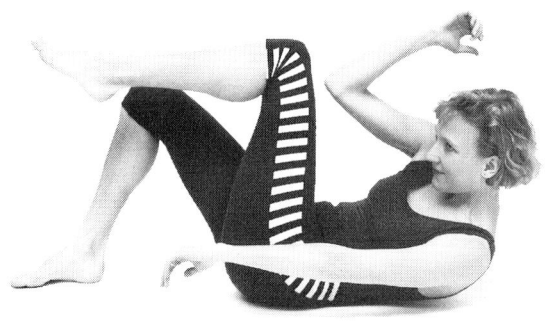

Falsch

Kräftigung der Bauchmuskulatur

Beinkreisen aus dem Sitz und aus der Rückenlage
Starke Belastungen der Lendenwirbelsäule, da das Gewicht und der lange Hebel der Beine die Wirbelsäule ins Hohlkreuz zieht. Dies gilt vor allem bei schwachen Bauchmuskeln.

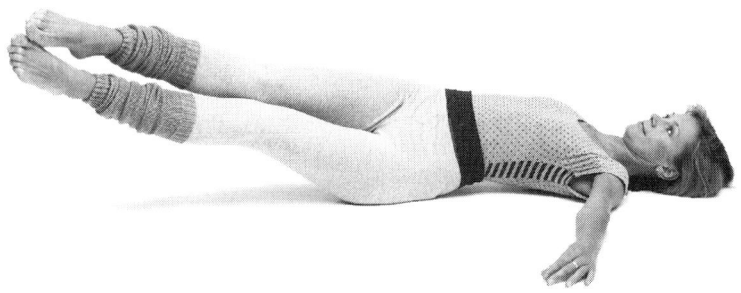

Übungen zur Kräftigung **Richtig**

Kräftigung der Bauchmuskulatur
In Rückenlage die Beine anstellen und den Lendenbereich fest auf den
Boden drücken.

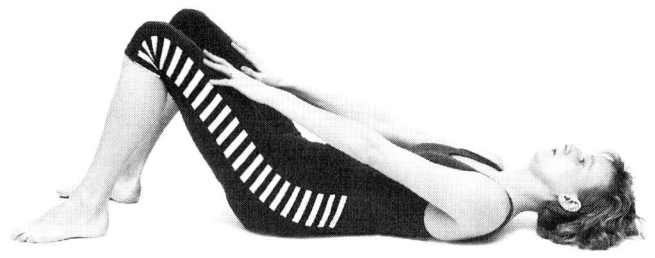

➜ Mit einem Stück Papier unter dem Lendenbereich kann kontrolliert werden, wie fest der Rücken auf den Boden gedrückt wird.
Läßt sich das Papier nicht herausziehen, ist die Anspannung
genau richtig.

Kräftigung der Bauchmuskulatur
Hüfte und Knie bilden jeweils einen rechten Winkel, die Hände
drücken gegen beide Knie. Die Ellbogen zeigen nach außen, und der
Kopf wird leicht abgehoben.

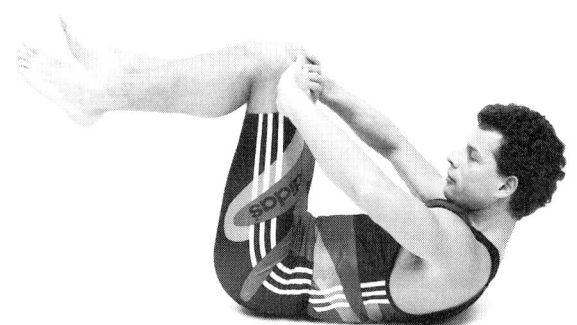

Kräftigung der Bauchmuskulatur

Sit-ups mit fixierten Beinen
Vorrangige Stärkung der Hüftbeuger. Durch das schwunghafte
Vorbringen der Arme bei im Nacken verschränkten Händen besteht
zusätzlich die Gefahr eines starken Zuges an der Halswirbelsäule.

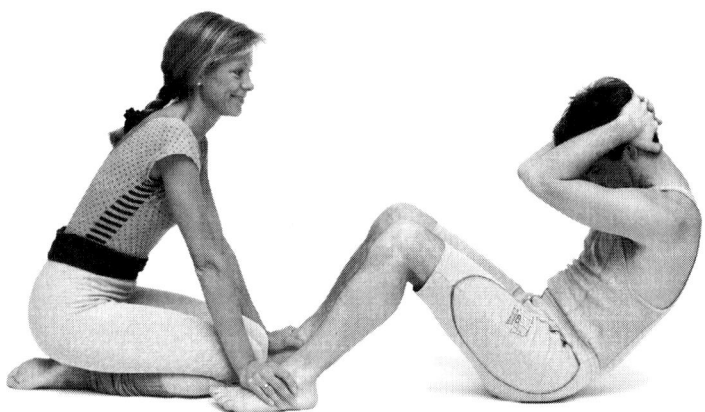

Übungen zur Kräftigung

Richtig

Kräftigung der Bauchmuskeln

Die Unterschenkel auf einem Stuhl oder einem kleinen Kasten ablegen, um die Hüftbeuger auszuschalten. Den Rumpf einrollen, bis die Schulterblätter vom Boden abheben und die Arme locker nach oben strecken.

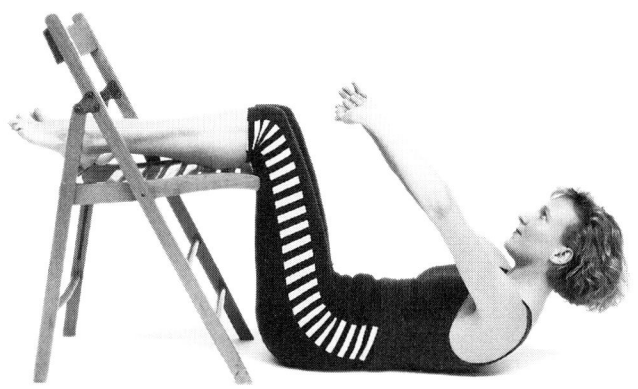

Kräftigung der schrägen Bauchmuskulatur

Bei angestellten Beinen drücken die Fersen gegen den Boden, und beide Arme ziehen an den Knien vorbei.

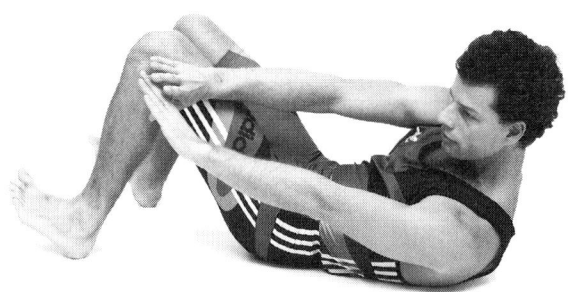

Falsch

Kräftigung der Rückenmuskulatur

Bauchwippe
mit gleichzeitigem Abheben von Armen und Beinen.
Mögliche Schädigung der Lendenwirbelsäule durch
Hohlkreuzstellung.

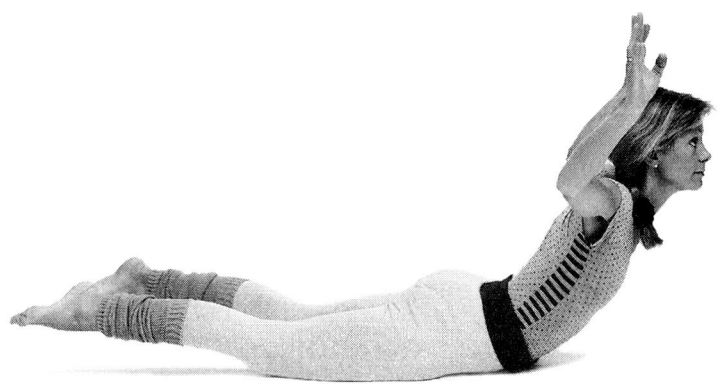

Übungen zur Kräftigung

Richtig

Kräftigung der Rückenmuskulatur
In Bauchlage leichtes Abheben von Rumpf und Armen, dabei berührt die Nase fast den Boden, um eine Streckung der Halswirbelsäule zu erzielen. Weiterhin ist ein diagonales Heben jeweils eines Armes und Beines in Bauchlage und im Vierfüßlerstand möglich.

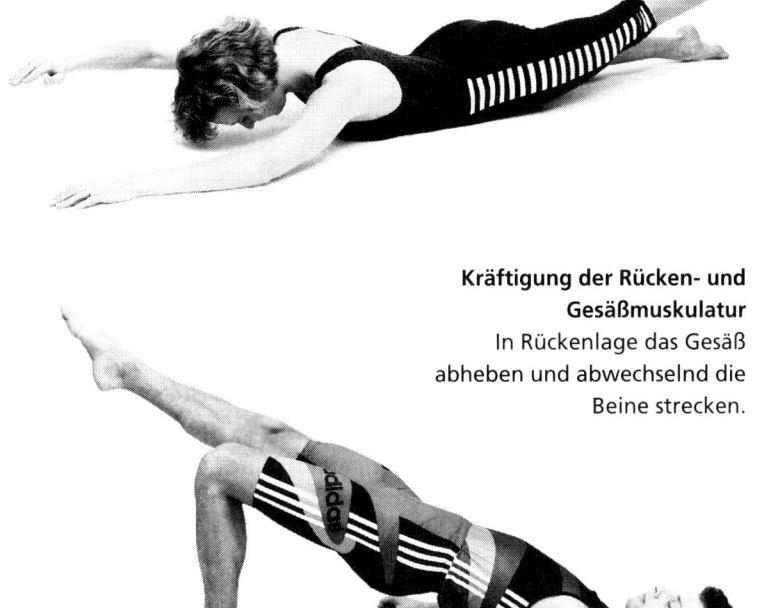

Kräftigung der Rücken- und Gesäßmuskulatur
In Rückenlage das Gesäß abheben und abwechselnd die Beine strecken.

→ In dieser Position darauf achten, daß von den Knien zur Brust eine gerade Linie verläuft.

Falsch

Kräftigung der Rückenmuskulatur

Rumpfvorhalte mit gestreckten Knien

Durch das Gewicht und den langen Hebel des Oberkörpers
entsteht bei krummer Haltung und durchgedrückten Knien eine
hohe Belastung für die Lendenwirbelsäule.

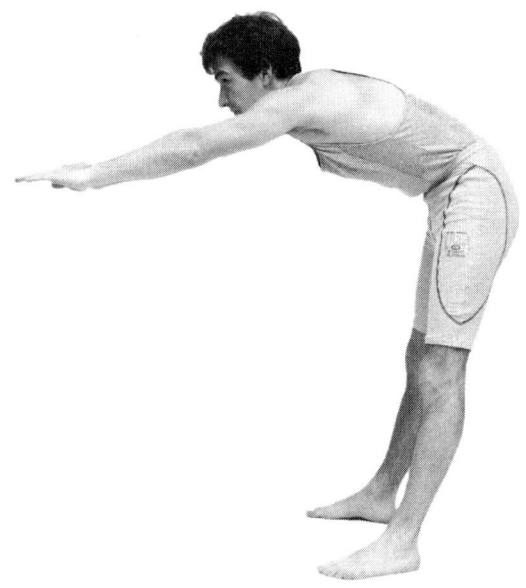

Übungen zur Kräftigung

Richtig

Kräftigung der Rückenmuskulatur
Die Rumpfvorhalte mit geradem Rücken
und gebeugten Knien ausführen, um
durch einen veränderten Körper-
schwerpunkt eine geringere Belastung
im Lendenbereich zu erreichen.

➜ Dies ist eine physiologisch
    sinnvolle Ausgangsstellung für
    viele gymnastische Variationen
    im Stand!

**Kräftigung
der Rückenmuskulatur**
Im Kniestand das Gesäß
abheben und mit geradem
Rücken die Arme nach oben
strecken.

➜ Alle Übungen im Kniestand
    möglichst immer auf einer
    weichen Unterlage ausführen,
    um eine Schädigung der
    Kniegelenke zu vermeiden.

45

Kapitel 2

Bein- und Armmuskulatur

Übungen zur Mobilisation und Dehnung

Falsch

Dehnung der hinteren Oberschenkelmuskulatur

Hürdensitz
Starke Rotationsbelastung im gebeugten Knie mit einer Überdehnung des inneren Seitenbandes und einer Überlastung des Innenmeniskus.

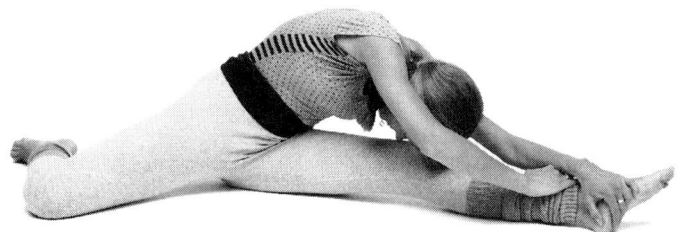

Mobilisation und Dehnung

Dehnung der hinteren Oberschenkelmuskulatur

Das Standbein ist gebeugt. Mit dem geraden Rücken das Gesäß nach hinten schieben, bis im gestreckten Bein eine Dehnung spürbar ist.

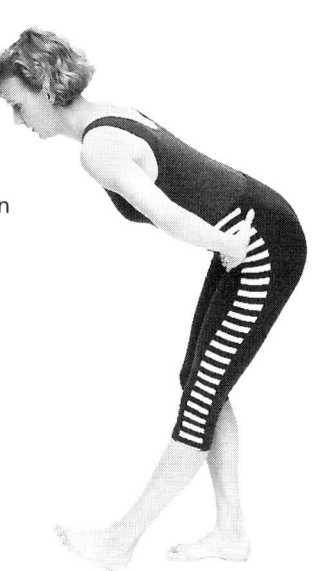

Dehnung der hinteren Oberschenkelmuskulatur

Ein Bein gebeugt auf einen Hocker oder Stuhl stellen, den geraden Oberkörper leicht nach vorn beugen, das Bein langsam strecken und eventuell die Dehnung mit der Hand zusätzlich unterstützen.

**Mobilisation und Dehnung der
Schultermuskulatur**

Schwungvolles Armkreisen
Der Schutzreflex der Muskulatur verhindert eine maximale
Dehnung der Muskeln,
gedehnt werden lediglich
die Bandstrukturen.

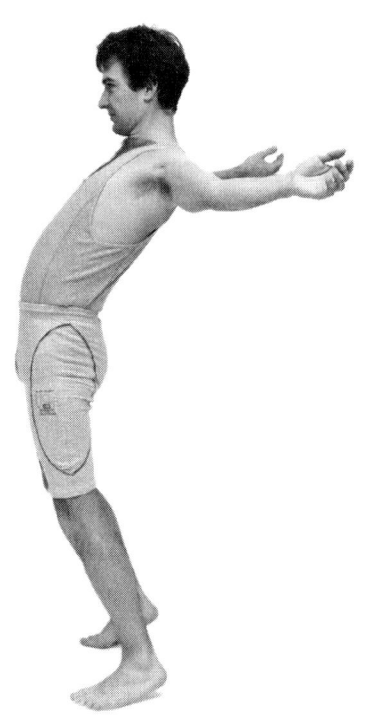

Mobilisation und Dehnung

**Dehnung
der Schultermuskulatur**
Den gebeugten Arm am Ellbogen
mit der entgegengesetzten Hand
vor dem Körper zur Gegenseite
ziehen.

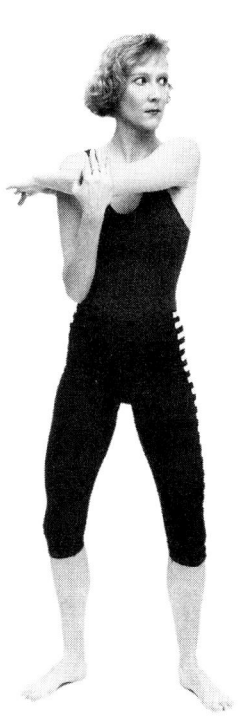

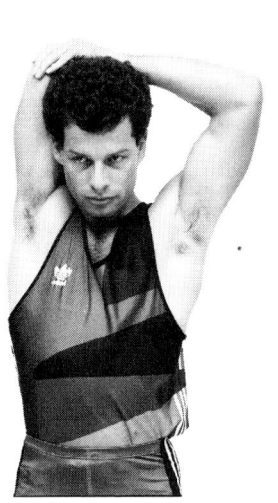

**Dehnung
der Schultermuskulatur
und der Armstrecker**
Den gebeugten Arm am
Ellbogen hinter den Kopf
ziehen. Die Halswirbelsäule
möglichst gerade lassen!

Übungen zur Kräftigung

Kräftigung des Arm-Schulterbereichs und der Rumpfmuskulatur

Liegestütz
Bei mangelnder Stützkraft führt ein Liegestütz zu einer Überlastung des Schultergürtels und der Lendenwirbelsäule.

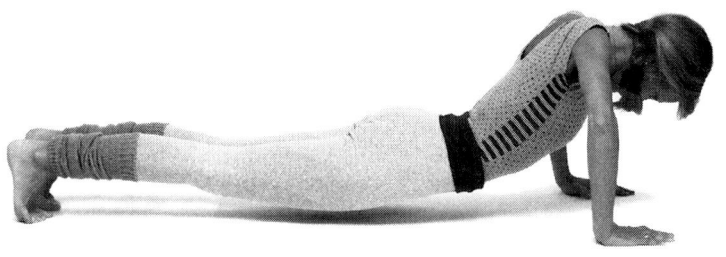

Übungen zur Kräftigung

Kräftigung des Arm-Schulterbereichs und der Rumpfmuskulatur

Bei ausreichender Schulterkraft Liegestütz mit geradem Rücken ausführen.

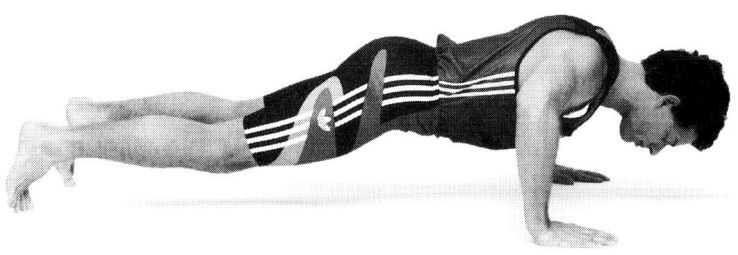

Kräftigung der Arm-Schultermuskulatur

Vereinfachter Liegestütz. Im Kniestand die Füße abheben und verschränken. Der Kopf bleibt in Verlängerung der Wirbelsäule, die Hände zeigen im Stütz leicht nach innen.

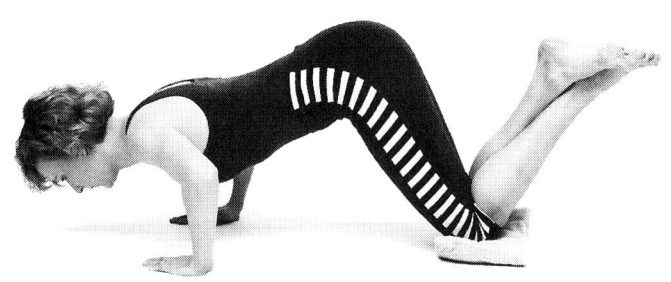

Falsch

Kräftigung der Oberschenkelmuskulatur

Entengang
Zu starke Belastung der Kniegelenke, vor allem der Menisken,
des Bandapparates und der Kniescheibenrückflächen

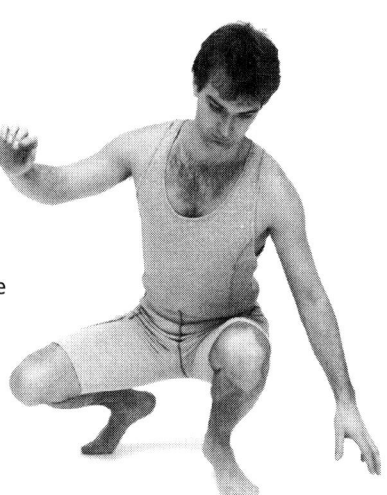

➜ Alle Übungen aus der
tiefen Hocke stellen eine
zu große Belastung der
Kniegelenke dar und
sollten deshalb
vermieden werden!

Übungen zur Kräftigung

Richtig

**Kräftigung
der Oberschenkelmuskulatur**
Mit geradem Rücken an der Wand
stehen und die Knie maximal bis
etwa 90 Grad beugen.

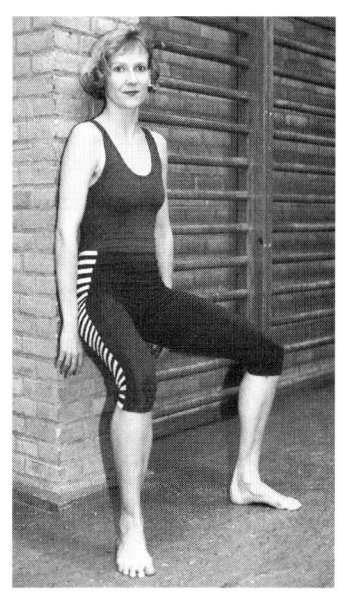

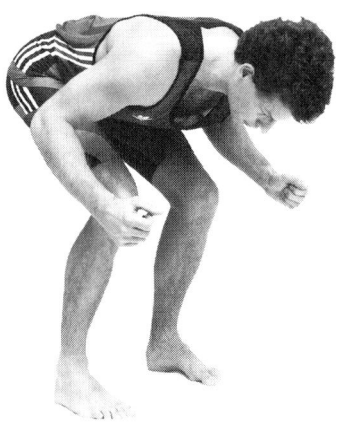

**Kräftigung
der Beinmuskulatur**
«Abfahrtshocke», bis die
Knie maximal rechtwinklig
gebeugt sind.

**Kräftigung der Unterschenkel
und der Fußmuskulatur**

Außenkantengehen
Zu starke Belastung der
Außenbänder an den Knien
und am oberen Sprung-
gelenk.

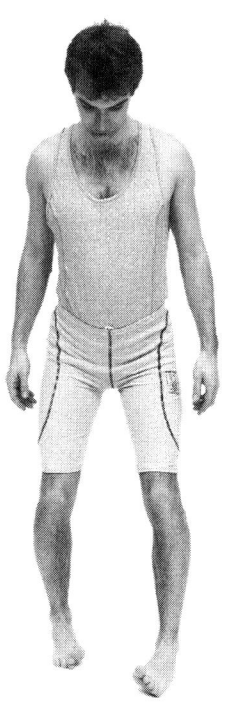

Übungen zur Kräftigung

Richtig

**Kräftigung der Unterschenkel-
und der Fußmuskulatur**
Gezielte Fußgymnastik,
wie z. B. Krallen, Spreizen,
Strecken.

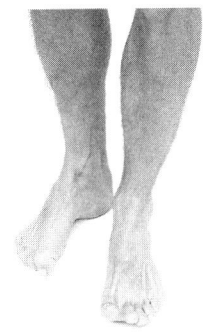

**Kräftigung der Unterschenkel-
und Fußmuskulatur**
Die Zehen greifen ein Seil
und lassen es wieder los.

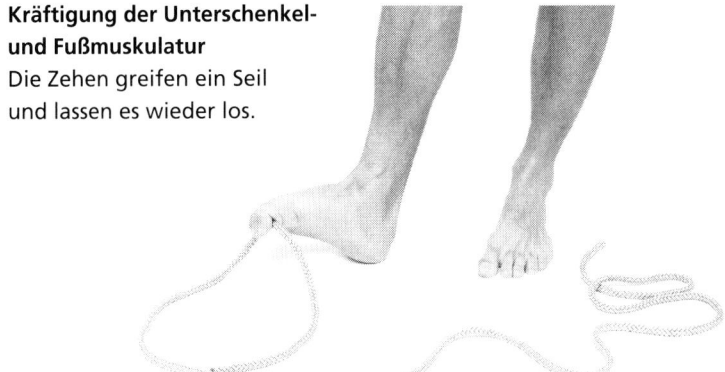

Kapitel 3

Partnerübungen

Wirbelsäule
und Rumpfmuskulatur

Falsch

Dehnung der Rumpfvorderseite

Partnerwippe

Massive Belastung der Lendenwirbelsäule. Aufgrund des Festhaltens entsteht eine Gegenspannung, die eine Dehnung verhindert.

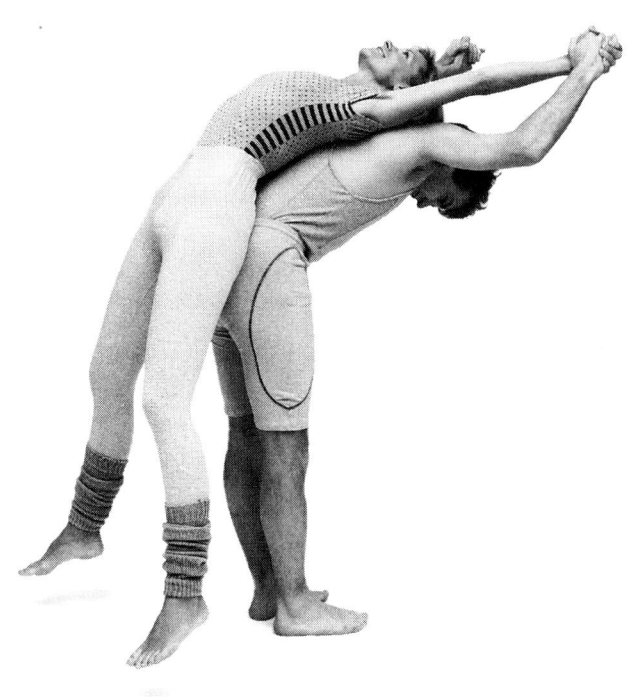

Wirbelsäule und Rumpfmuskulatur **Richtig**

Dehnung der Rumpfvorderseite

Die Partner sitzen Rücken an Rücken auf einem kleinen Kasten
und ziehen sich abwechselnd an den Händen langsam in eine Dehn-
haltung.
Achtung! Die Arme sind im Ellbogengelenk etwa rechtwinklig
gebeugt.

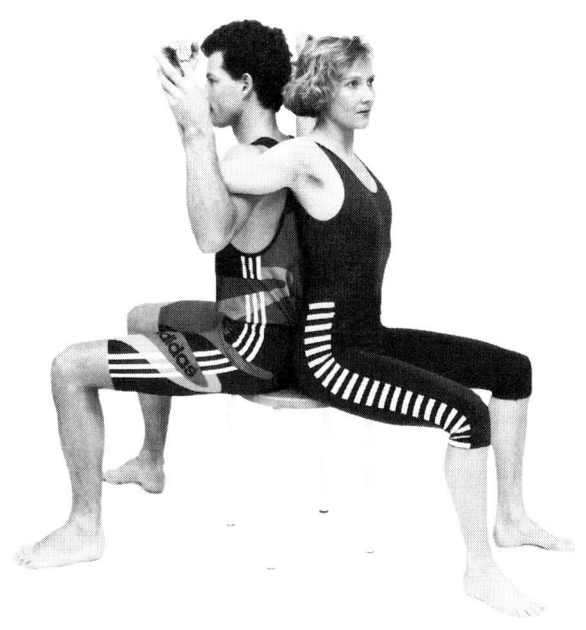

Falsch

Kräftigung der schrägen Bauchmuskeln

Beinpendel
Starke Rotationsbelastung der Lendenwirbelsäule, da das Gewicht und der Hebel der Beine beim seitlichen Ab- und Aufbewegen die Wirbelsäule ins Hohlkreuz ziehen.

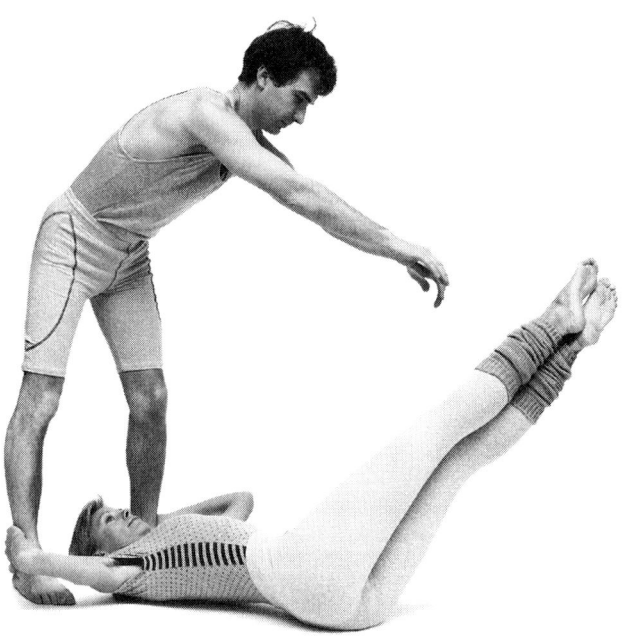

Wirbelsäule und Rumpfmuskulatur

Kräftigung der schrägen Bauchmuskulatur
Die Partner berühren sich mit den Fußsohlen und strecken sich gleichzeitig die Arme entgegen.

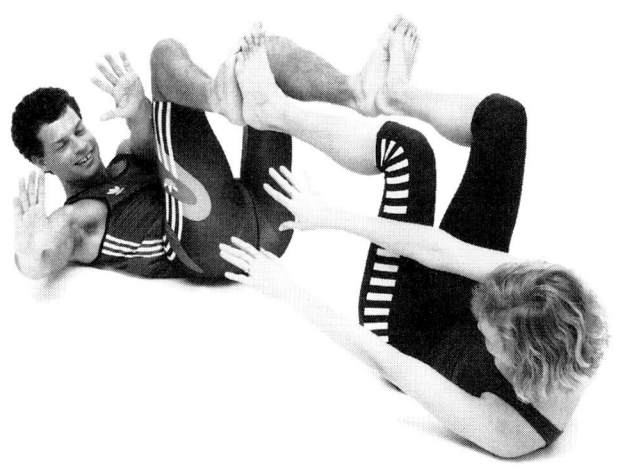

Falsch

Kräftigung der Bauchmuskulatur

Beine wegwerfen

Überlastung der Lendenwirbelsäule. Durch den Schwung des Wegwerfens wird das Gewicht der Beine noch erhöht und das Abbremsen vor dem Boden erschwert (vgl. Übung S. 38), wodurch eine Hohlkreuzstellung kaum zu vermeiden ist.

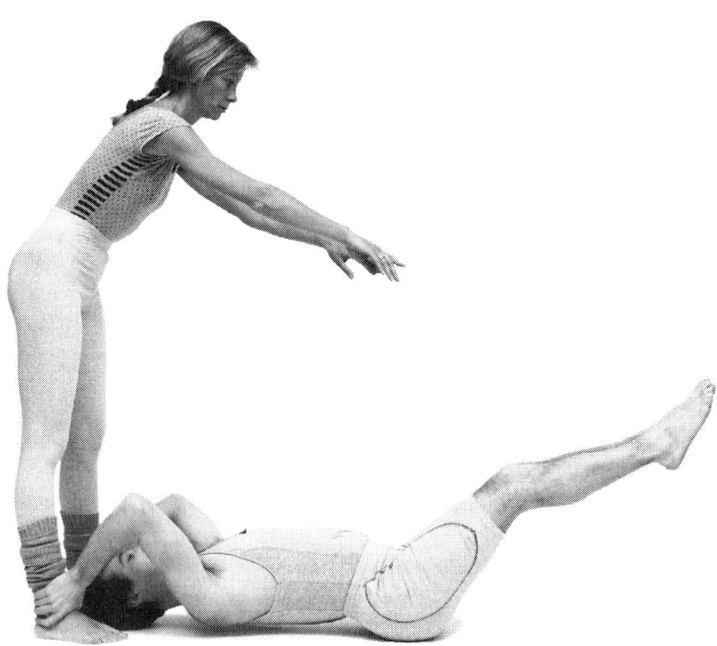

Richtig

Kräftigung der Bauchmuskulatur
Die Knöchel der Partnerin umfassen und das Gesäß durch Anspannen
der Bauchmuskulatur vom Boden abheben, ohne die Beugung im Knie
und in der Hüfte zu verändern.

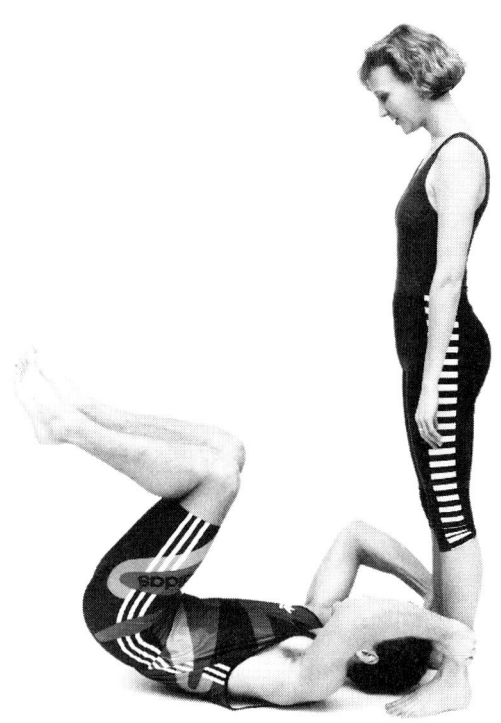

Falsch

Kräftigung der Rückenmuskulatur

Galionsfigur

Beim Aufschwingen des Oberkörpers nach oben ins Hohlkreuz
entsteht eine Überbelastung der Lendenwirbelsäule.

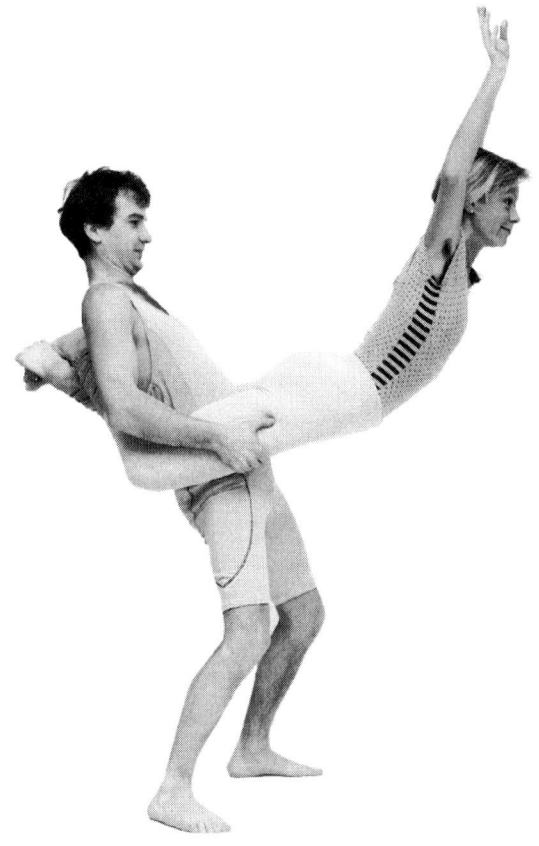

Wirbelsäule und Rumpfmuskulatur **Richtig**

Kräftigung der Rückenmuskulatur

Im festen Stand bei leicht gebeugten Knien drücken die Partner fest die Hände gegeneinander. Dabei werden neben der Rückenmuskulatur auch Rumpf, Arme und Schultern gekräftigt.

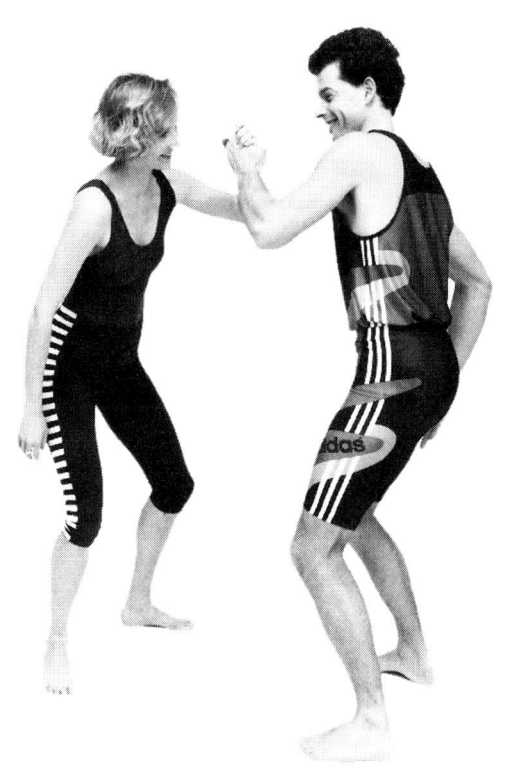

Kräftigung der Rückenstrecker und der Muskulatur des Schultergürtels

Ballzuwurf in Bauchlage
Durch das Aufrichten des Oberkörpers entsteht eine große Belastung in der Lendenwirbelsäule. Der Druck in den Bandscheiben erhöht sich noch zusätzlich durch das Gewicht des Balles und den Krafteinsatz des Werfens.

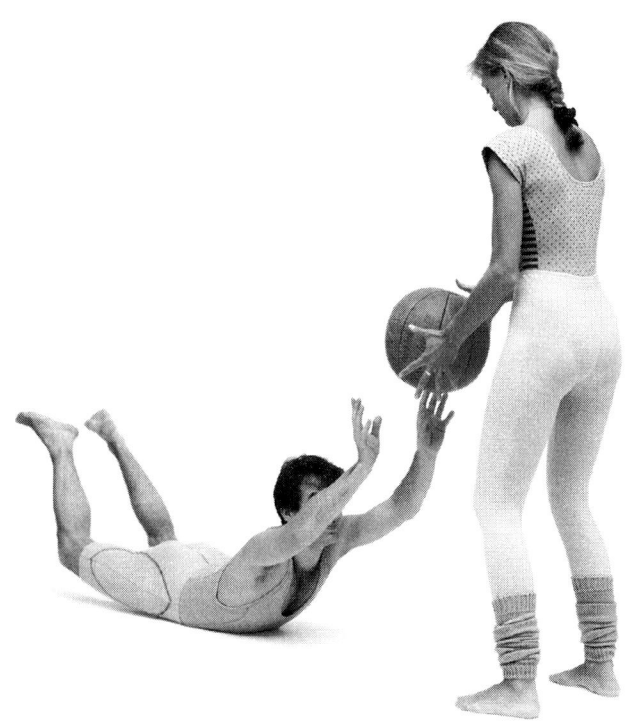

Wirbelsäule und Rumpfmuskulatur

Richtig

Kräftigung der Rückenmuskulatur

Bei geradem Rücken den Oberkörper nur leicht vom Boden abheben und den Stab gegen den Widerstand der Partnerin wegdrücken.

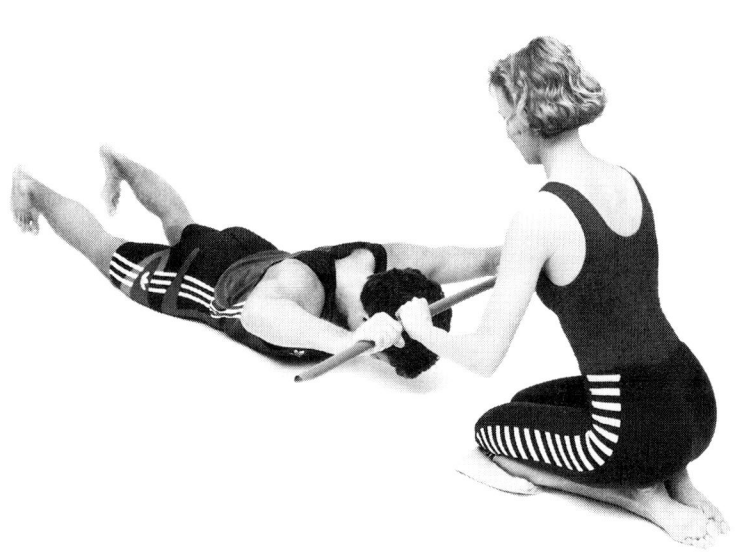

Bein- und Armmuskulatur

Falsch

Dehnung der Schulter- und Brustmuskulatur

Bogenspannung
Durch ein unkontrolliertes «Aufbiegen» der Partnerin können die
Gelenkstrukturen überdehnt werden.

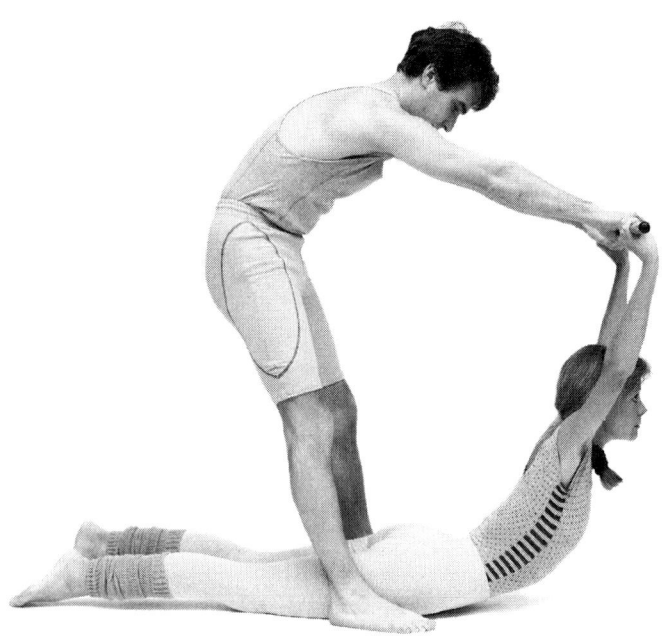

Dehnung der Schulter- und Brustmuskulatur

Mit dem Bein den geraden Rücken der Partnerin fixieren und langsam und kontrolliert die Arme nach oben hinten in eine Dehnposition ziehen.

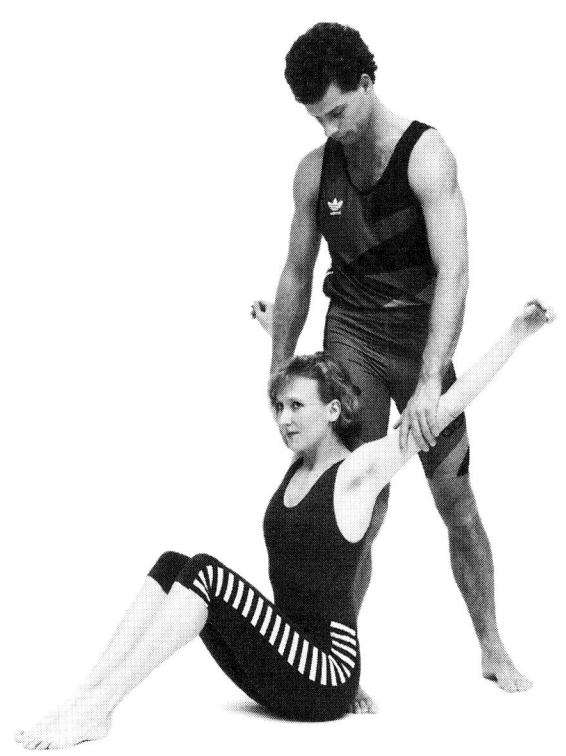

Kräftigung der Schulter- und Armmuskulatur

Schubkarre
Bei ungenügender Rumpfstabilisation hängt der Körper in einem
starken Hohlkreuz. Sind darüber hinaus die Schulterblätter aufgrund
fehlender Kraft nicht ausreichend stabilisiert, kommt es auf die Dauer
zu einer Fehl- und damit Überbelastung des gesamten Schultergürtels
und der Lendenwirbelsäule. (Vgl. mit der Übung «Liegestütz» auf
Seite 56.)

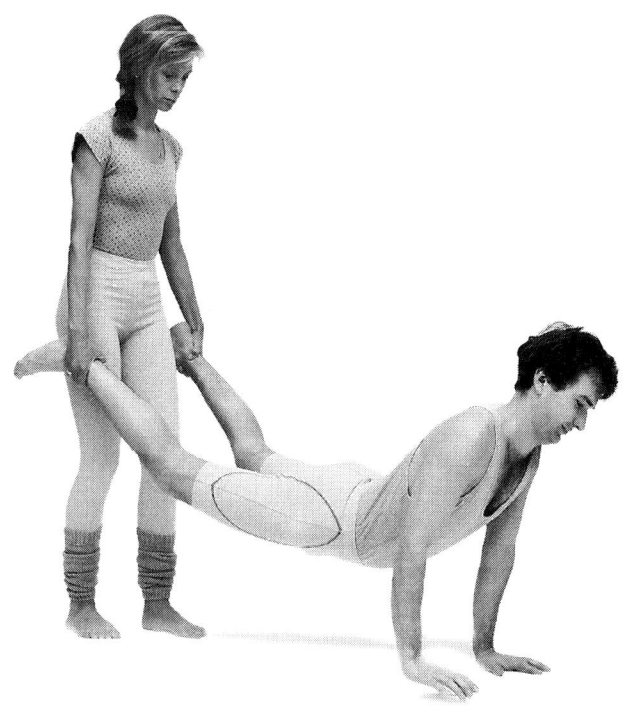

Richtig

Kräftigung der Schulter- und Armmuskulatur

Um die Stabilisation der Wirbelsäule zu unterstützen, faßt der
Partner an den Oberschenkeln an. So wird das Gewicht des Körpers
verringert, und der Rücken kann leichter gestreckt bleiben.

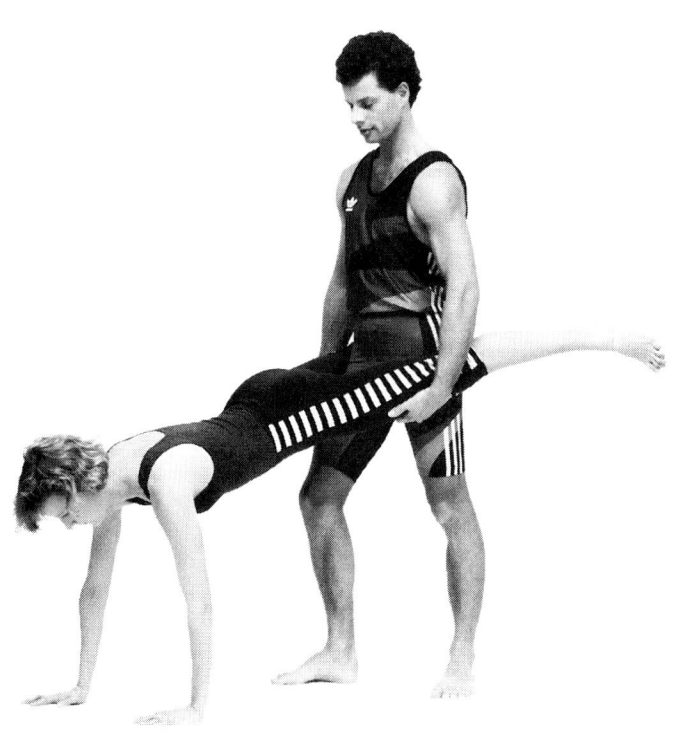

Bein- und Armmuskulatur

**Dehnung der Rückenmuskulatur und der hinteren
Oberschenkelmuskulatur**

Partnerziehen
Überlastung der Lendenwirbelsäule und des hinteren Längsbandes.
Kaum Dehnung der hinteren Oberschenkelmuskulatur. Zusätzlich
besteht Gefahr durch den unkontrollierten Zug der Partner.

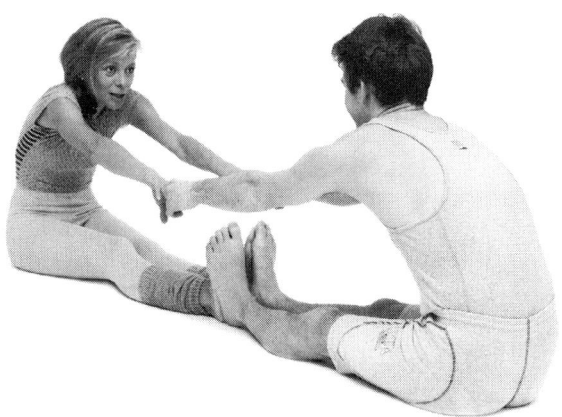

→ Alle Partnerübungen zur Dehnung nie ruckartig oder schwungvoll, sondern konzentriert und ruhig ausführen.

Bein- und Armmuskulatur

Dehnung der hinteren Oberschenkelmuskulatur
Ein Bein liegt auf der Schulter der Partnerin, die durch vorsichtiges Vorgehen mit dem Oberkörper die gesamte Oberschenkelrückseite der liegenden Person dehnt.

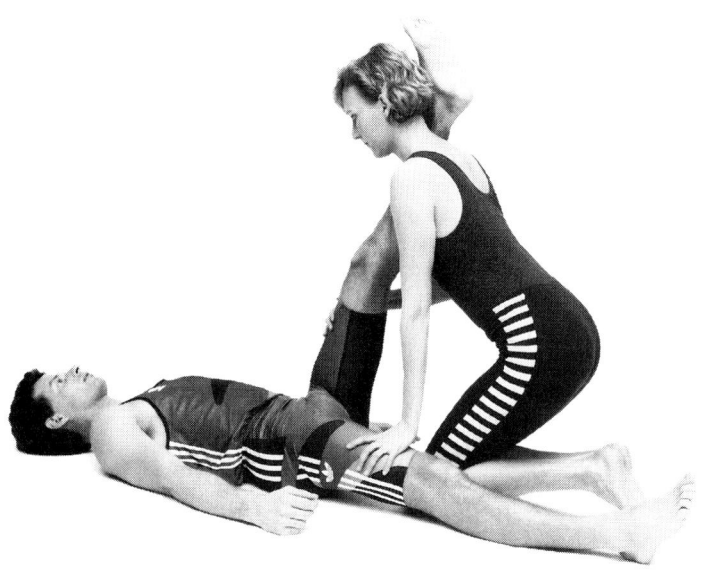

→ Zur Dehnung der Rückenmuskulatur siehe auch Seite 21, 27 und Seite 33.

Falsch

Kräftigung der Beinmuskulatur

Kosakentanz
Zu starke Belastung der Kniegelenke, vor allem der Menisken
und des Bandapparates.

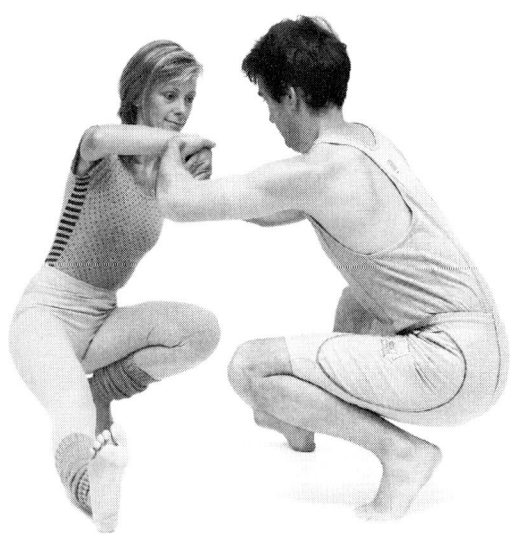

Bein- und Armmuskulatur   **Richtig**

Kräftigung der Beinmuskulatur
Die Partner halten sich mit gestreckten Armen in der halben Hocke
und trainieren die Beinmuskulatur entweder dynamisch oder durch
Halten.

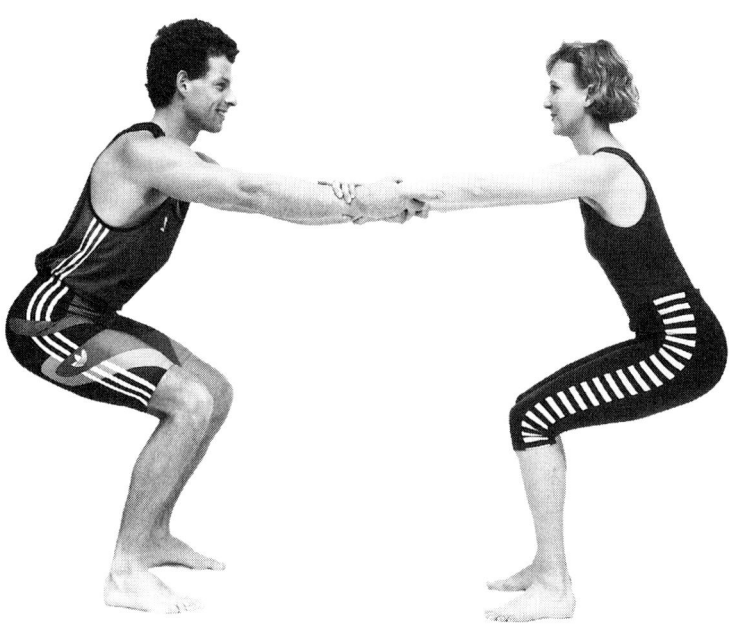

Kapitel 4

Stretching

Ziele des Stretching

Allgemeines Ziel des Stretching ist die Erhöhung der Belastungs-
verträglichkeit des passiven und aktiven Bewegungsapparates, d. h.
die Vorbereitung des Bewegungsapparates auf die körperliche Belastung, ob im Sport oder im Alltag. Im einzelnen bedeutet dies:
1. Vorbeugung und Linderung bzw. Beseitigung muskulärer
   Dysbalancen
2. Verbesserung der Flexibilität
3. Optimierung der Vordehnung der Muskulatur
4. Vorbeugung von Sportschäden und Sportverletzungen
5. Aufhebung von Folgen der Muskelverkürzung

Da die Beweglichkeit schon bei Kindern im Alter von 10 bis 12 Jahren
nachläßt, ist funktionelles Dehnen schon ab dem Kindesalter sinnvoll
und kann bis in das Seniorenalter hinein praktiziert werden. Dies
kann aber nur dann gelingen, wenn bestimmte Prinzipien beim
Stretching genügend Beachtung finden:

Prinzipien des Stretching

1. Nur im aufgewärmten Zustand dehnen. Stretching ersetzt kein Aufwärmen!
2. Gleichmäßig dehnen. Kein Wippen oder Federn!
3. Auf den zu dehnenden Muskel konzentrieren. Keine Ablenkungen!
4. Ruhig und gleichmäßig atmen. Keine Preßatmung!
5. Dehnübungen sanft und ohne Gewalt ausführen. Stretching darf nicht schmerzen!
6. Den Kopf stets in der verlängerten Linie der Wirbelsäule halten!
7. Bei Stretchingübungen im Stand die Füße immer in der normalen Schrittposition halten und nicht nach außen oder innen drehen!
8. Bei Dehnübungen in kniender Stellung zeigen die Zehen gerade nach hinten, um so schädliche Rotationsbelastungen auf die Kniegelenke zu vermeiden!
9. Wähle die angenehmste und bequemste Lage, möglichst Bauch- oder Rückenlage!
10. Schmerzende oder verletzte Muskulatur nicht dehnen.

Diese Prinzipien sollten möglichst immer eingehalten und beachtet werden. Dabei spielt es keine Rolle, welche der unterschiedlichen Techniken oder Methoden des Stretching gerade angewandt wird. Drei unterschiedliche Dehntechniken haben sich durchgesetzt:

1. Passives Dehnen
2. Aktives Dehnen
3. Postisometrisches Dehnen

Passives Dehnen

Beim passiven Dehnen wird die endgültige Dehnstellung nicht nur mit Hilfe der entsprechenden Muskulatur erreicht, sondern auch durch den Einsatz von Kräften, die von außen einwirken. Diese Kräfte können sein:

– der Partner
– das eigene Körpergewicht
– fremde Hilfsmittel, wie beispielsweise Gewichte, Wand oder Seile
– eigene Körperkraft

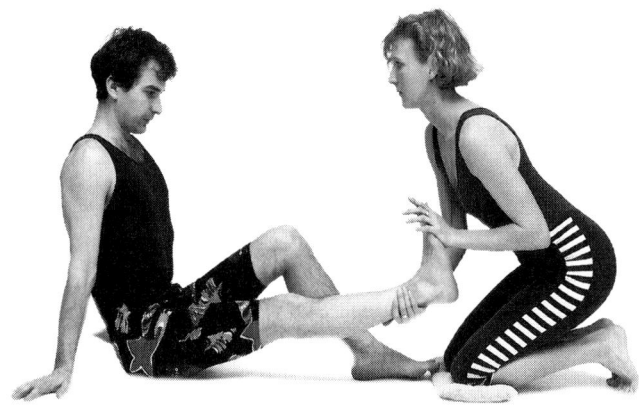

Beispiel
Die Dehnung der Wadenmuskulatur erfolgt durch den Druck der Partnerin gegen den Fußballen bei gestrecktem Kniegelenk.

Das passive Dehnen ist zwar erheblich wirkungsvoller als das aktive Dehnen. Es besteht jedoch die Gefahr, daß durch zu intensives Dehnen bei einer Krafteinwirkung von außen, die nicht selbst kontrollierbar ist, beispielsweise durch einen Partner, Muskeldehnungsverletzungen (Muskelzerrung, Muskelfaserriß) oder Verletzungen des Kapsel-Bandapparates entstehen können.

Aktives Dehnen

Beim aktiven Dehnen wird durch dosierten und kontrollierten Einsatz der eigenen Muskulatur der Muskel gestretcht.

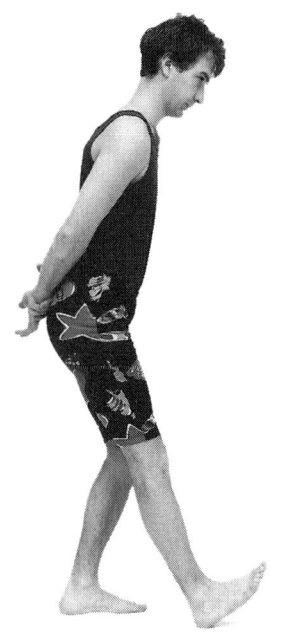

Beispiel
Durch aktives Anziehen der Fußspitzen wird die Wadenmuskulatur gedehnt.

**Postisometrisches Dehnen
(Anspannen – Entspannen – Dehnen,
Contract – relax – stretch)**

Bei dieser Stretchingmethode wird der Muskel vor der Dehnung ange-spannt, z. B. gegen einen Widerstand. Nach dieser isometrischen An-spannung ist er für eine kurze Dauer entspannter und dehnfähiger. Die hierauf folgende passive Dehnung wird dadurch erheblich wir-kungsvoller:

1. Maximale isometrische Anspannung (10 Sek.)
2. Entspannung (3–5 Sek.)
3. Passive Dehnung (15–20 Sek.)

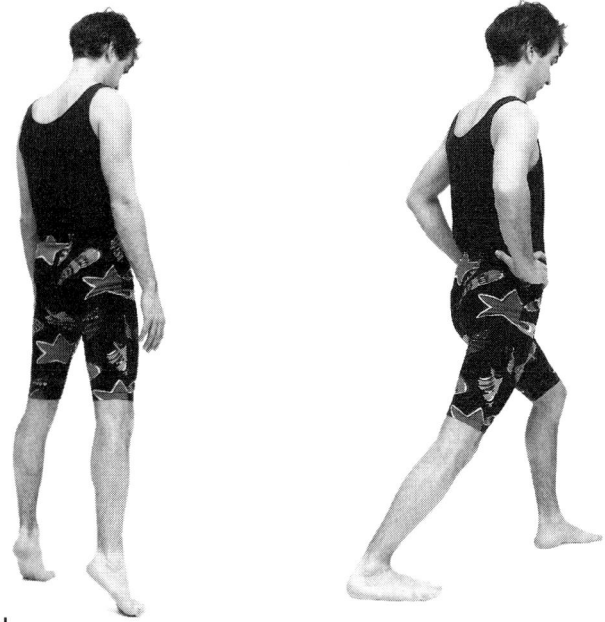

Beispiel

Zunächst auf die Zehenspitzen stellen (möglichst im Einbeinstand), anschließend kurz entspannen und dann bei aufgestellter Ferse das Körpergewicht nach vorn verlagern, bis ein leichtes Ziehen in der Wadenmuskulatur eintritt.

Tips für den «Profi»

Die Auswahl der jeweiligen Stretchingmethode sollte den individuellen Anforderungen und Bedürfnissen angepaßt werden.

Vor dem Training oder Wettkampf empfiehlt sich das postisometrische Dehnen, jedoch sollte die Dehnung nur jeweils 10 Sekunden gehalten und nur wenige Male wiederholt werden, weil es sonst zu einem nicht erwünschten Verlust der Muskelspannung kommt und die wichtige Vorspannung vermindert wird.

Nach Training oder Wettkampf soll die durch die Belastung verspannte und verkürzte Muskulatur länger und intensiver gedehnt werden, um so den Ausgangszustand wiederherzustellen. Hierzu empfiehlt sich die Methode des passiven gehaltenen Dehnens. Die Dehndauer beträgt 20–30 Sekunden und sollte 3–4mal wiederholt werden. Bauch- oder Rückenlage können die Entspannung fördern.

Zwölf praktische Tips
für ein gesundes Dehnprogramm

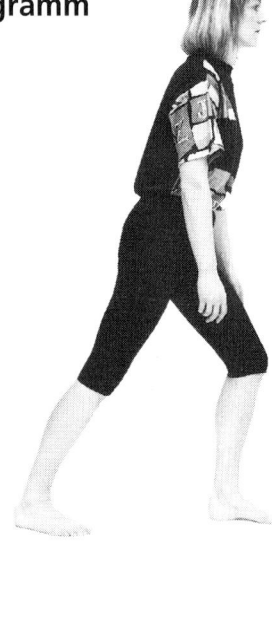

1. Lange Wadenmuskulatur
Schrittstellung, das vordere Knie
beugen, die Fersen auf den Boden
drücken und das Becken nach
vorn schieben, bis im gestreckten
Bein eine Dehnung spürbar ist.

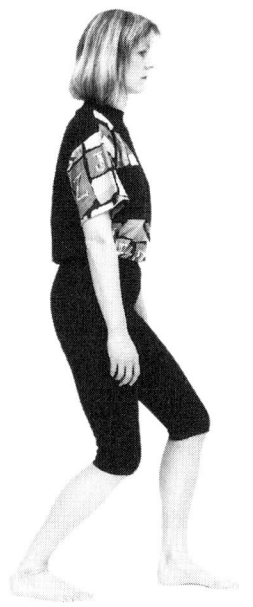

2. Kurze Wadenmuskulatur
Schrittstellung, beide Beine
beugen und das hintere Knie
langsam Richtung Boden führen,
bis ein Spannungsgefühl im
unteren Wadenbereich
eintritt.

3. Vorderer Kniestrecker

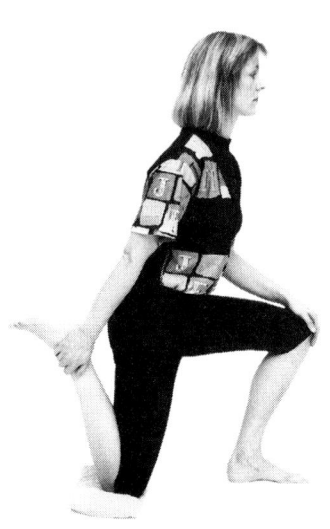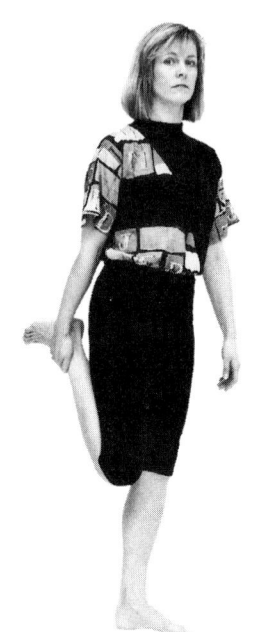

Im Einbeinkniestand die Ferse gegen das Gesäß ziehen und das Becken vorschieben.

Das gebeugte Knie parallel zum Standbein halten und das Becken vorschieben.

→ Die Übung rechts ist auch in der Seitlage möglich. Die Dehnstellung kann auch mit der gegengleichen Hand erreicht werden. Achtung, den Rücken gerade halten!

4. Kniebeuger

Den Oberkörper mit geradem
Rücken nach vorn beugen und
das Gesäß nach hinten
schieben, bis in der hinteren
Oberschenkelmuskulatur des
gestreckten Beines eine
Dehnung zu fühlen ist.

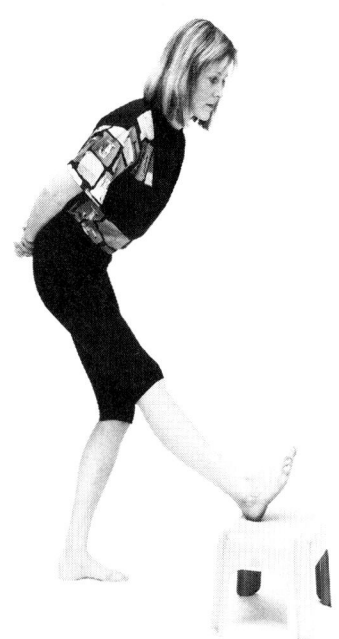

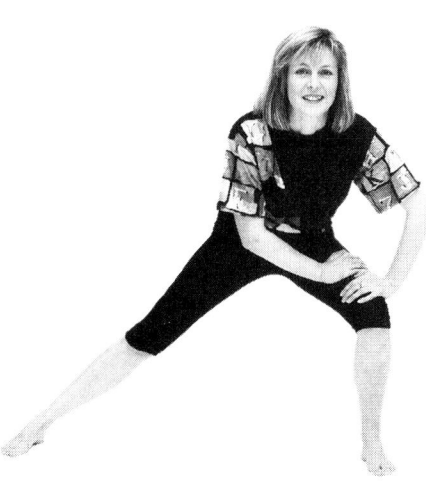

5. Innere Hüftmuskulatur (lange Adduktoren)

Den Fuß des gestreckten
Beines aufstellen, den
Oberschenkel Richtung
Boden drücken und das
Körpergewicht zur Gegen-
seite verlagern.

6. Innere Hüftbeuger
(kurze Adduktoren)
Im Grätschsitz das aufgestellte
Bein mit dem Arm nach außen
drücken.

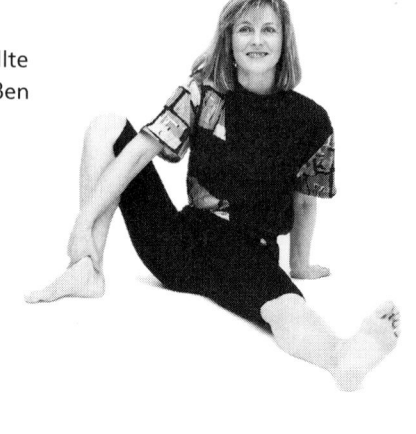

7. Hüftbeuger
(Iliopsoas)
Maximale Streckung in
der Hüfte bei aufrech-
tem Oberkörper und
nach oben gestreckten
Armen.

8. Hüftstrecker

Das gebeugte Bein
über das gestreckte
stellen und das Knie
mit dem Ellbogen an
den Oberkörper
drücken.

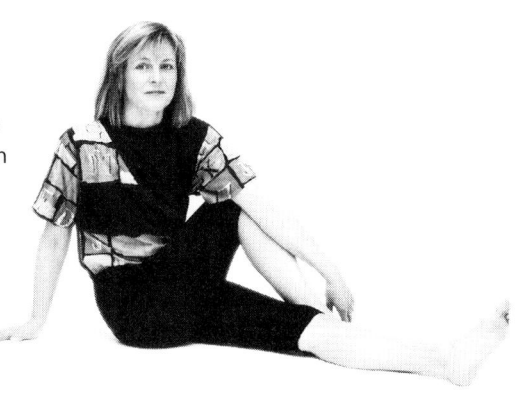

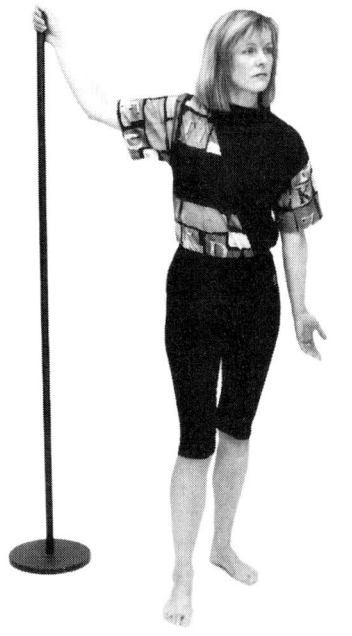

9. Brustmuskulatur

In Schrittstellung das
Gewicht nach vorn verla-
gern.

→ Alternative: die Hand
über Schulterhöhe an
die Wand oder einen
anderen Widerstand
legen und den Ober-
körper von der Wand
wegdrehen.

10. Unterarmbeuger

Die Finger zeigen zum
Körper, und die Schultern
werden langsam nach
hinten gezogen.

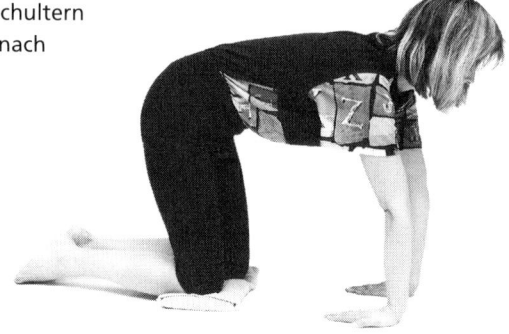

11. Rückenstrecker

«Päckchen» in Rückenlage.

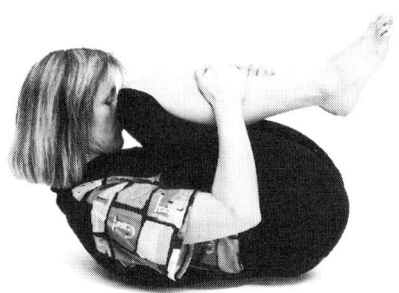

→ Diese Übung ist
auch in Seitlage
möglich. Alternative
zum «Päckchen» ist
der «Katzenbuckel»
(Seite 33).

12. Hals- und Nackenmuskulatur

Den Kopf zu einer Schulterseite neigen und den gegengleichen Arm bei angezogener Hand Richtung Boden drücken.

→ Siehe auch Alternativübungen zum «Kopfkreisen» Seite 17.

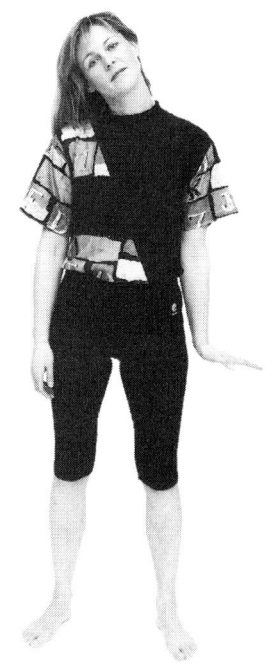

Kapitel 5

Alltag und Sport

Richtig bewegen

Die stetig fortschreitende Technisierung und Automatisierung hat im beruflichen und privaten Leben die natürlichen Bewegungsanreize immer mehr verdrängt. Vor diesem Hintergrund bekommt der Sport eine besondere Bedeutung, nämlich den verlorengegangenen, einst vielfältigen natürlichen Bewegungsraum im Alltag zu ersetzen. Physiologisch gesehen ist der Mensch nicht für anhaltende fixierte Körperhaltungen, sondern für wechselnde Bewegungen geschaffen. Zyklische Bewegungsabläufe, wie z. B. das Gehen, ermüden Muskeln und Gelenke weit weniger als unphysiologische Körperhaltungen wie langes Sitzen oder vornübergebeugtes Stehen.

Kann der Sport gegen die einseitigen Alltagsbelastungen, vornehmlich gegen Rückenbeschwerden, überhaupt einen Ausgleich schaffen? Ein gelegentliches Training einmal wöchentlich reicht sicher nicht aus, um die Unterlassungssünden des Alltags hinsichtlich einer ausgewogenen körperlichen Aktivität wettzumachen. Sitzen, Gehen, Stehen, Heben sind Bewegungen, die unbewußt und automatisch ausgeführt werden und die sich bereits im Kindesalter entwickelt haben: Frühes und häufiges Sitzen auf nicht individuell angepaßten Sitzmöbeln in der Schule, wenig Bewegungsanreize und Bewegungsmöglichkeiten und auch das Nachahmen der negativen erwachsenen Vorbilder führen schon in jungen Jahren zu einem schlecht ausgebildeten Muskelkorsett und zu muskulären Dysbalancen.

Automatisierte, d. h. über einen langen Zeitraum angewöhnte und eingeschliffene Bewegungsmuster zu verändern ist schwer. Eine ungünstige Körperstellung korrigieren wir in der Regel erst, wenn sie uns durch Schmerz oder andere Signale, wie beispielsweise «eingeschlafene» Füße, bewußt wird. Um größere gesundheitliche Gefährdungen oder gar Schädigungen des Bewegungsapparates, besonders im Bereich der Wirbelsäule, zu vermeiden, sollte möglichst früh ein Körpergefühl entwickelt werden, das uns hilft, uns so funktionell und physiologisch wie möglich zu bewegen.

Wenn Bewegungs- und Verhaltensmuster im Sport bewußt gemacht und schließlich verändert werden, kann auch ein positiver Einfluß auf die Alltagsmotorik erzielt werden. Diese Verknüpfung von Sport und Alltag ermöglicht eine umfassende gesundheitliche Prophylaxe. Hier werden nun drei Beispiele aus dem Alltag vorgestellt. Bei kontinuierlich *falschem* Sitzen, Stehen und Tragen können sie für eine Vielzahl von Beschwerden, insbesondere im Bereich der Wirbelsäule, verantwortlich sein und unter Umständen sogar zu akuten Schmerzereignissen, wie beispielsweise dem Bandscheibenvorfall, führen.

Das Sitzen

Die Wirbelsäule ist physiologisch gesehen nicht für die sitzende Haltung geeignet. Legt man diese Tatsache zugrunde, kommt es erschwerend hinzu, daß die meisten Sitzmöbel nicht ergonomisch, d. h. körpergerecht konstruiert sind. Da aber das Sitzen nicht gänzlich aus dem Alltag zu verbannen ist, sollten einige Kriterien beim Sitzverhalten beachtet werden, um die negativen Auswirkungen so gering wie möglich zu halten.

Achtung: Bitte verändern Sie jetzt für einige Sekunden nicht Ihre Sitzposition, und vergleichen Sie diese mit den folgenden Ausführungen.

Wie sitze ich falsch?

– Das Becken kippt nach hinten.
– Der Rücken ist rund.
– Der Kopf wird als Ausgleich in den Nacken genommen, um den Blick nach vorn zu richten.
– Die Beine sind übereinander geschlagen.

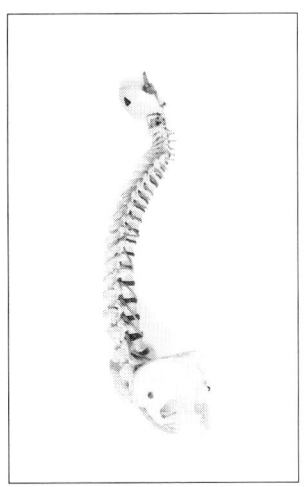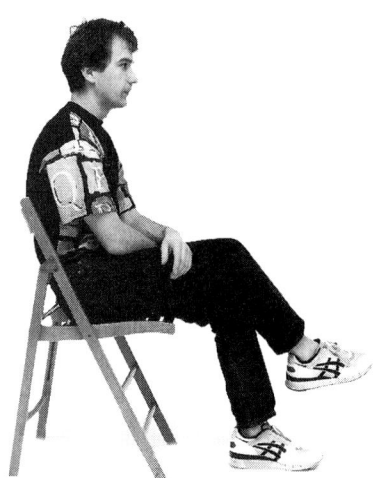

Was sind die Auswirkungen des passiven Sitzens?

– Erhöhter Druck in den Bandscheiben,
– Belastung des hinteren Längsbandes,
– Erschlaffung der Rumpfmuskulatur,
– ungünstige Stellung der Halswirbelsäule,
– Verspannung der Nackenmuskulatur,
– Einengung des Brustkorbs (flache Atmung).

Die negativen Auswirkungen des Sitzens verringern sich erheblich, wenn aus dem passiven, krummen Sitzen ein aktives, aufrechtes Sitzen wird.

Wie sitze ich richtig?

Als oberstes Prinzip gilt, daß die physiologisch günstige Doppel-S-Form der Wirbelsäule erhalten bleibt:

- Die Beine sind hüftbreit geöffnet und die Füße aufgestellt.
- Das Becken ist aufgerichtet.
- Der Rücken ist gerade.

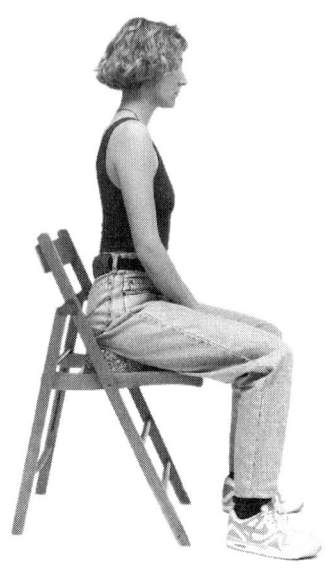

Wenn lang anhaltendes Sitzen unumgänglich ist, sollte man auf einen rückengerechten Stuhl nicht verzichten. Eine tiefliegende Rückenlehne unterstützt die Doppel-S-Form der Wirbelsäule, und eine höhenverstellbare und bewegliche Sitzfläche ermöglicht ein aktives, d. h. dynamisches Sitzen.

Da aber nicht nur das krumme, sondern auch das gerade Sitzen über einen längeren Zeitraum ermüdend ist, empfiehlt es sich, häufiger kurze Pausen zur Bewegung und Entspannung einzuschieben.

Das Stehen

Das Stehen bringt physiologisch gesehen eine geringere Belastung für die Wirbelsäule mit sich als das Sitzen. Ursache hierfür ist eine veränderte Beckenstellung und eine erhöhte Rumpfmuskelaktivität, die versucht, den Körper gegen die Schwerkraft im Gleichgewicht zu halten. Doch nicht jedes Stehen ist gesund. Wie beim Sitzen gibt es auch im Stand eine physiologisch günstige und eine weniger günstige Haltung.

Wie stehe ich falsch?

Typ A

Die Knie sind durchgedrückt,
das Becken ist nach vorn
gekippt, und die Wirbelsäule
bildet ein Hohlkreuz.

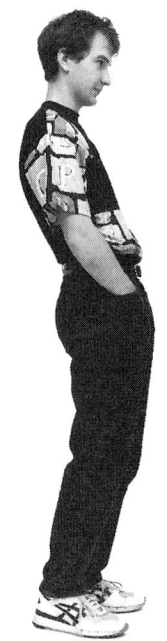

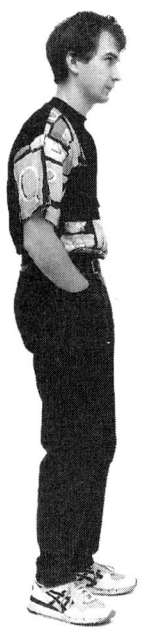

Typ B

Das Becken ist nach vorn
geneigt, die Brustwirbelsäule
und Lendenwirbelsäule sind
gekrümmt, und die Schultern
fallen nach vorn, der Kopf
in den Nacken.

Das falsche Stehen ist durch eine geringe Rumpfmuskelspannung und eine erhöhte Beanspruchung der passiven Strukturen wie Bänder und Kapseln gekennzeichnet, da diese hauptsächlich die aufrechte Fehlhaltung stabilisieren. Da die passiven Strukturen aber für derartige Belastungen nicht ausgebildet sind, lassen sich auf Dauer Schäden am Bewegungsapparat nicht vermeiden. Sowohl im Alltag als auch im Sport sollte man bei allen Gymnastikübungen im Stand die physiologische Krümmung der Wirbelsäule möglichst beibehalten. Das Becken als Bindeglied zwischen Rumpf und Beinen spielt hier bei der Haltung der Wirbelsäule eine entscheidende Rolle. Daher ist die ausgewogene Ausbildung der beckenstabilisierenden Muskulatur für die aufrechte physiologische Stellung notwendig (vgl. Seite 117).

Wie stehe ich richtig?

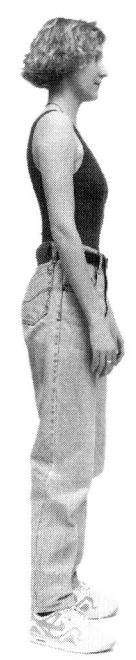

- Der Rücken ist gerade.
- Die Rumpfmuskulatur ist angespannt.
- Die Füße stehen hüftbreit auseinander, und das Körpergewicht ist gleichmäßig auf beide Füße verteilt.

Bei lang anhaltenden monotonen Arbeitsabläufen im Stand sollte man Stellungswechsel und Bewegungspausen einbauen, weil auch hier das Prinzip von Belastung und Entlastung Gültigkeit hat.

Heben und Tragen

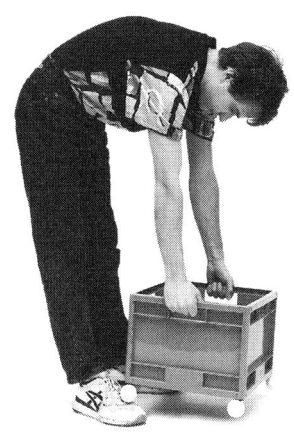

Oft sind wir uns gar nicht bewußt, wie häufig am Tag wir uns mit krummem Rücken nach vorn neigen oder bücken. Damit das Heben und Tragen möglichst wenig negative Folgen hat, sollten einige Kriterien beachtet werden, die sowohl im Alltag als auch im Sport den Rücken schonen helfen.

Wie hebe und trage ich richtig?

- Die Füße stehen hüftbreit auseinander.
- Der Rücken bleibt während des gesamten Hebevorgangs möglichst gerade.
- Das Heben kommt eher aus den Beinen und nicht aus dem Rücken.
- Das Gewicht darf nur mit dem ganzen Körper bewegt werden.
- Drehbewegungen in der Wirbelsäule vermeiden.
- Das Gewicht nach dem Anheben möglichst nah am Körper tragen.

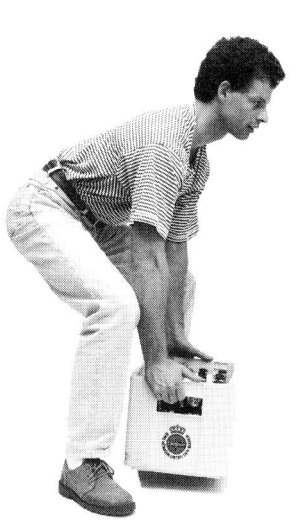

Diese Kriterien sind nicht nur zu berücksichtigen, wenn beispielsweise Getränkekisten aus dem Auto gehoben werden, sondern auch bei Gymnastikübungen mit Gewichten, schweren Geräten oder bei Partnerübungen.

Eine gesunde Körperhaltung beim Heben und Tragen verlangt neben der bewußten Bewegungsausführung eine kräftige, im muskulären Gleichgewicht befindliche Rumpfmuskulatur, die in der Lage ist, einen geraden Rücken aufrechtzuerhalten. Mit einem geschulten Körperbewußtsein und einer korrekten Ausführung von funktionellen Gymnastikübungen kann eine positive Wechselwirkung zwischen den einseitigen Alltagsbelastungen und den kurzfristigen Spitzenbelastungen im Sport hergestellt werden.

Kapitel 6

Sportmedizinische Erläuterungen zu den Übungen

Funktionelle Gymnastik

In den letzten Jahren ist es aufgrund neuer sportmedizinischer und trainingswissenschaftlicher Erkenntnisse zu einem grundlegenden Wandel der herkömmlichen, traditionell überlieferten Gymnastik gekommen. Mit dem zunehmenden Stellenwert des Freizeit- und Fitneßsports stieg auch die Zahl der Sportverletzungen und Sportschäden sprunghaft an, so daß Trainer, Übungsleiter und Sportmediziner auf die Suche nach einer gesünderen Gymnastik gingen. Bei der Analyse der bis dahin vielfach unkritisch übernommenen Gymnastikübungen wurde deutlich, daß diese häufig unphysiologisch, also gegen die menschliche Natur sind. Vor diesem Hintergrund soll dieses Kapitel im praktischen Teil vorgestellte *falsche* Übungen noch einmal beleuchten und erläutern, warum die richtigen Übungen physiologisch, also gesünder sind.

Nehmen wir zum Beispiel die traditionelle Dehngymnastik. Dabei wurde zum Zweck der Beweglichkeitssteigerung – z. B., um im Stand mit den Fingerspitzen den Boden berühren zu können – gewippt, gedrückt, gefedert oder gar gezogen. Erreicht wurde damit in der Regel jedoch gar nichts oder sogar eine Verschlechterung der Beweglichkeit. Wie läßt sich dieses Phänomen nun erklären? Ganz einfach: Führt man eine ruckhafte Dehnung eines Muskels aus, so zieht dieser sich als Antwort auf diese abrupte Längenveränderung automatisch zusammen. Dieser Vorgang läuft so schnell ab, daß wir gar nicht erst darüber nachdenken können. Er vollzieht sich also unwillentlich.

Als Beispiel für solch einen Vorgang, den wir auch als Reflex bezeichnen, sei hier das Zucken des Beines genannt, wenn der Arzt bei der Untersuchung mit dem Reflexhammer auf die Kniescheibensehne schlägt. Diese Sehne ist die Verlängerung des Oberschenkelstreckmuskels, der durch den Schlag kurzfristig gedehnt wird und darauf reflexartig mit einer Verkürzung reagiert – der Unterschenkel wird gestreckt.

Man kann diesen Reflex jedoch austricksen, indem man die Dehnung langsam und kontrolliert ausführt. Denn nur so wird eine wirkungsvolle Dehnung eines Muskels und damit eine Verbesserung der Beweglichkeit erreicht.

Wer dies nicht so recht glauben will, soll einmal folgenden Versuch machen: Versuchen Sie bei durchgestreckten Knien mit den Fingerspitzen den Boden zu erreichen, und merken Sie sich, wie weit Sie hinunterkommen. Anschließend wippen und federn Sie 10–15mal, lockern sich kurz und versuchen noch einmal so weit wie möglich hinunterzukommen. Sie werden feststellen, daß der Abstand zum Boden nach dem Federn sich eher vergrößert als verkleinert hat, d. h., Ihre Muskulatur hat sich durch die kurzen ruckartigen Bewegungen verkürzt.

Die folgenden Erläuterungen beziehen sich auf die im praktischen Teil dargestellten Übungen und die dabei jeweils betroffenen Körperabschnitte.

Halswirbelsäule

Das Kopfkreisen war über Jahrzehnte hinweg eine äußerst beliebte Übung und wurde fast in jeder Gymnastik und Aufwärmphase praktiziert.

Aber gerade das dabei unausweichliche Neigen des Kopfes nach hinten in den Nacken führt zu einer Zunahme der Verschleißerscheinungen, denen die Halswirbelsäule ohnehin schon bei normalen Belastungen sehr früh ausgesetzt ist. Ein Verschleiß an der Halswirbelsäule äußert sich zumeist in einer Veränderung der knöchernen Strukturen, während bei einer Überlastung der Lendenwirbelsäule z. B. zuerst die Bandscheiben betroffen sind. Aber gerade diese knöchernen Strukturen, nämlich die Wirbelkörper und die sogenannten Wirbelbögen, sind an der Halswirbelsäule besonders wichtig. Denn sie schützen nicht nur den oberen Teil des Rückenmarks, sondern sie bilden auch eine knöcherne Führung für wichtige Blutgefäße, die Kopf und Gehirn mit Blut versorgen.

Sie reagieren auf Fehl- und Überbelastungen mit knöchernen Umbauvorgängen. Diese können Einfluß auf die Blutversorgung des Kopfes haben und sich in Abhängigkeit von der Kopfhaltung z. B. als Schwindel oder Kopfschmerz äußern. Bei Einengung eines Nervs durch zusätzliche Knochenvorsprünge in diesem Bereich kann es z. B. auch zu schmerzhaften Schulter-Arm-Syndromen kommen.

Bei den gymnastischen Übungen ist deshalb darauf zu achten, daß der Kopf nicht zu weit in den Nacken gelegt wird bzw. auf das Kopfkreisen möglichst ganz verzichtet wird.

Viel wichtiger ist in diesem Bereich eine kontrollierte Dehnung der seitlichen Hals- und Nackenmuskulatur, die häufig verspannt ist, was zu Spannungskopfschmerzen führen kann.

Rumpfmuskulatur

Die Bauch- und Rückenmuskulatur, die man zusammenfassend auch als Rumpfmuskulatur bezeichnen kann, nehmen im Alltag und Sport eine zentrale Stellung ein.

In erster Linie haben diese Muskeln die Aufgabe, die Wirbelsäule zu stabilisieren und uns dadurch den aufrechten Gang zu ermöglichen. Die Wirbelsäule ist nämlich nicht, wie der Name vielleicht vermuten läßt, eine starre Säule, sondern eher vergleichbar mit einem beweglichen Gliederstab. Dieser Stab besteht beim Menschen aus 24 beweglichen Gliedern, den Wirbeln. Zwischen den einzelnen Gliedern liegen die Bandscheiben als elastische und verformbare Puffer.

Gerade im Sport und in der Gymnastik spielen die Bandscheiben deshalb eine entscheidende Rolle. Betrachten wir nur einmal die Trampolinspringer: In einer einzigen Trainingseinheit werden im Hochleistungsbereich bis zu 1200 Sprünge absolviert. Wenn der Trampolinspringer aus einer Höhe von 5–7 m aufkommt, hat sich sein Gewicht durch den Schwung und die Schwerkraft vervielfacht, so daß er anstatt seines normalen Körpergewichtes von 60–70 kg Kräfte von über 1000 kg abfangen muß.

Schon ein Sprung aus 50 cm Höhe, beispielsweise von einem Kasten, belastet die unteren Bandscheiben der Lendenwirbelsäule mit einer Kraft von bis zu 320 kg.

Aber nicht nur Leistungssportler setzen ihre Wirbelsäule diesen extremen Belastungen aus. Schon normale Alltagsbewegungen oder -tätigkeiten, wie beispielsweise das Anheben einer Getränkekiste, des Staubsaugers oder eines ähnlich schweren Gegenstandes im Haushalt, kann bei falscher Hebetechnik zu hohen Belastungen an der Wirbelsäule führen.

Wenn wir z. B. einen 50 kg schweren Gegenstand mit geraden Beinen und nach vorn übergebeugtem Oberkörper vom Boden anheben, lastet auf den Bandscheiben der Lendenwirbelsäule ein Druck von 650 kg.

Wenn die Bandscheiben durch ihre hervorragende Pufferwirkung nicht all diese Belastungen abfangen würden, käme es schon nach kurzer Zeit zu nicht mehr reparablen Schäden an der Wirbelsäule. Und dennoch wird die Wirbelsäule im Laufe des Lebens Belastungen ausgesetzt, die sie im wahrsten Sinne des Wortes gar nicht verträgt. Dies schon deshalb, weil auch die Bandscheiben mit zunehmendem Alter verschleißen. Sie trocknen aus und verlieren damit ihre Elastizität. Es bilden sich Risse und Spalten in der Bandscheibe, durch die die weiche innere Substanz herausgepreßt wird und schließlich auf das Rückenmark oder die von dort abzweigenden Nervenäste drücken kann. Es kommt zu Schmerzen, Kribbel- oder Taubheitsgefühl in den Beinen, im schlimmsten Falle sogar zu Lähmungen. Diesen Vorgang bezeichnen wir als Bandscheibenvorfall.

Wie können wir nun aber unsere Wirbelsäule und ihre Stoßdämpfer, die Bandscheiben, aktiv vor diesen Verschleißprozessen und Fehlbelastungen schützen? Zunächst, indem wir uns im Alltag rückengerecht verhalten, d. h. auf rückenschädigende Belastungen verzichten (siehe Kapitel «Alltag und Sport»).

Aber auch in der Gymnastik sollten bestimmte Übungen und Stellungen unbedingt vermieden werden, die einen schädigenden Einfluß auf die Wirbelsäule haben.
Im praktischen Teil dieses Buches sind viele Übungen als *falsch* aufgeführt, die lange Zeit als typische Rückenübungen galten.
Übungen wie «Rumpfkreisen», «Pflug», «Bauchwippe», «Holzhakken», «Partnerwippe» oder «dynamisches Rumpfvorbeugen» sind uns allen bekannt, um die Wirbelsäule «beweglicher» zu machen.

Betrachten wir zunächst die sogenannten Hohlkreuzübungen, wie «Schwalbennest» oder «Partnerwippe».
Das Ziel dieser Übungen ist eine Dehnung der Rumpfvorderseite, also der Brust- und Bauchregion. Um dies zu erreichen, biegt man sich so weit wie möglich nach hinten durch, geht also in ein maximales Hohlkreuz.

In der Hohlkreuzstellung werden die Bandscheiben, die normalerweise auf einen gleichmäßigen, flächenhaften Druck angewiesen sind, um ihre Pufferwirkung voll entfalten zu können, ungleichmäßig belastet. Es entsteht an einem kleinen Teil der Bandscheibe ein hoher Druck, der, wenn diese Übungen nur oft genug wiederholt werden, zu einem Bandscheibenverschleiß führen kann.
Es ist deshalb wichtig, bei allen Übungen darauf zu achten, daß die Wirbel und Bandscheiben gleichmäßig belastet werden, d. h. mit möglichst geradem Rücken ausgeführt werden. Nur so verteilt sich der Druck gleichmäßig, und Über- oder Fehlbelastungen werden vermieden.
Ein weiteres großes Problem in der herkömmlichen Gymnastik stellen alle Übungen dar, die die Wirbelsäule beweglicher machen und außerdem zu einer Dehnung der Rückenmuskulatur führen sollen.

Dazu zählen Übungen wie die «Holzhackerübung», der «Pflug», das «diagonale Rumpfvorbeugen» und alle Partnerübungen, bei denen gedrückt, gezogen und geschoben wird, z. B. damit der Partner im Grätschsitz mit der Nase möglichst nahe an den Boden herankommt. Warum soll das alles auf einmal *falsch* sein?

Die Wirbelsäule wird zu einem großen Teil durch Bänder stabilisiert. Die wichtigsten Bänder sind das dicke, kräftige vordere Längsband und das dünne, schwache hintere Längsband. Das hintere Längsband verläuft an der Rückseite der Wirbelkörper und Bandscheiben und trennt diese gewissermaßen von dem dahinterliegenden Rückenmark. Bei den erwähnten Übungen, die ja dadurch charakterisiert sind, daß sie schwungvoll und ruckartig durchgeführt werden, kann das hintere Längsband überdehnt werden und wie ein zu häufig benutztes Gummiband ausleiern. Es verliert seine Festigkeit und ist nicht mehr in der Lage, die Wirbelsäule ausreichend zu stabilisieren. Dies führt zu einer Lockerung im Gefüge des Gliederstabes Wirbelsäule und schließlich zu einer Überlastung der Bandscheiben. Deshalb ist es ganz besonders wichtig, Übungen, die einer vermehrten Beweglichkeit der Wirbelsäule dienen sollen, langsam und kontrolliert auszuführen, bis ein leichtes Spannungsgefuhl in der Rückenmuskulatur eintritt.

Die Rückenmuskulatur neigt aufgrund ihrer speziellen Struktur zu Verspannungen. Wer kennt nicht die typischen Verspannungsbeschwerden in der Nacken- oder Kreuzgegend, z. B. nach einer Tätigkeit, bei der man über einen längeren Zeitraum vornübergebeugt sitzen mußte? Die Rückenmuskulatur sollte deshalb regelmäßig gedehnt werden. Hierfür gilt ebenfalls, daß die Dehnübungen langsam und kontrolliert durchgeführt werden.

So wichtig die Dehnung für die Rückenmuskulatur auch ist, so notwendig ist aber auch deren Kräftigung. Denn nur eine ausreichend gut trainierte, kräftige Muskulatur ist in der Lage, die Wirbelsäule aktiv so zu stabilisieren, daß sie keinem vorzeitigen Verschleiß unterliegt. Einen entscheidenden Einfluß auf die Stellung der Wirbelsäule hat aber auch die Bauchmuskulatur, die leider im Sport immer noch allzu oft vernachlässigt wird.

Dies mag auf den ersten Blick unlogisch erscheinen, denn der Bauch liegt ja ein ganzes Stück – bei dem einen mehr, bei dem anderen weniger – von der Wirbelsäule entfernt.

Nun ist es aber so, daß die Bauchmuskeln, wenn sie angespannt werden, einen ganz erheblichen Druck im Bauchraum aufbringen können. Dieser Druck wirkt von vorn auf die Wirbelsäule ein und kann so verhindern, daß ein zu starkes Hohlkreuz entsteht. Die maximale gleichzeitige Anspannung der Bauchmuskeln nennt man auch «Bauchpresse». Diese Bauchpresse ist z. B. beim Geburtsvorgang erforderlich, um das Neugeborene durch den Geburtskanal hindurchzupressen oder aber auch bei der alltäglichen Verrichtung unserer großen und kleinen Geschäfte auf dem WC.

Nur eine ausreichend trainierte, kräftige Bauchmuskulatur ist in der Lage, die Wirbelsäule dauerhaft zu stabilisieren. Die Bauchmuskeln neigen jedoch nicht wie die Rückenmuskulatur zur Verkürzung und Verspannung, sondern im Gegenteil zum Erschlaffen.

Die herkömmliche Gymnastik bietet ein weites Feld von Bauchmuskelübungen, die aber in der Regel unphysiologisch sind. Hierunter fallen Übungen wie «Klappmesser», «Sit-ups mit fixierten Beinen» oder das «Beinkreisen im Sitzen». Denn bei diesen Übungen wird nicht – oder nur zu einem verschwindend geringen Anteil – die Bauchmuskulatur trainiert, sondern der durch Alltagsbelastungen wie Treppensteigen oder Laufen ohnehin schon gut trainierte Hüftbeugemuskel (M. iliopsoas). Dieser Muskel gehört darüber hinaus auch noch zu der Gruppe von Muskeln, die zur Verkürzung neigen, und zieht die Lendenwirbelsäule in eine Hohlkreuzstellung.

Richtig ausgeführte Bauchmuskelübungen werden deshalb mit rechtwinklig gebeugten Hüft- und Kniegelenken durchgeführt. Hierbei reicht es völlig aus, wenn der Kopf und der obere Teil des Körpers angehoben werden und der übrige Teil der Wirbelsäule aufliegt, denn nur so werden fast ausschließlich die Bauchmuskeln trainiert, während der Hüftbeugemuskel in dieser Position entspannt ist.

Eine weitere traditionelle Trainingsform der Bauchmuskeln ist das Anheben der gestreckten Beine im Sitzen. Durch den hierbei entstehenden langen Hebel der Beine wird die Wirbelsäule automatisch in eine Hohlkreuzposition hineingezogen.

Schultern und Arme

Die Kräftigung und Dehnung der Schulter-Arm-Muskulatur sollten in einem ausgewogenen Verhältnis zueinander stehen, da gerade hier sehr häufig muskuläre Dysbalancen vorhanden sind. Besonders bei Kräftigungsübungen in diesem Bereich ist darauf zu achten, daß der Schultergürtel und das Schultergelenk ausreichend stabilisiert werden können. So führen Liegestütze z. B. bei ungenügend stabilisiertem Schulterblatt zu einer starken Überlastung der Schultergelenke, weil die gesamte Last von den Knochen und Bändern der Schultergelenke aufgefangen werden muß. Bei gut trainiertem Schultergürtel und Rumpfmuskulatur ist der Liegestütz eine hervorragende Übung für die Arm-Schulter- und Rumpfmuskulatur.

Dehnübungen sollten, wie alle anderen Stretchingübungen auch, kontrolliert durchgeführt werden. Schwunghaftes Armkreisen beispielsweise dehnt in erster Linie die Kapsel-Band-Strukturen und schwächt dadurch unter Umständen die Schulterstabilität. Die Muskulatur wird dabei nicht gedehnt, weil beim Armkreisen für keinen dieser Muskeln eine Endstellung erreicht wird.

Beine

Um die Beinmuskulatur zu kräftigen, war man sich häufig für nichts zu schade. Man watschelte im Entengang durch die Turnhalle oder vollführte mehr schlecht als recht den Kosakentanz. Klassischer Bestandteil der morgendlichen Frühgymnastik waren die Kniebeugen und Strecksprünge aus der tiefen Hocke.

Dabei wurde jedoch übersehen, daß es bei diesen Übungen zu einer starken Überlastung des Kniegelenks und hier besonders des Gelenkknorpels, der Kniescheibenrückfläche, der Menisken und des Bandapparates mit der Gefahr eines vorzeitigen Gelenkverschleißes kommen kann. Und manch einer wunderte sich über die Knieschmerzen am nächsten Tag. Der Knorpel überzieht die Gelenke wie eine Schutzschicht und gewährleistet ein nahezu reibungsfreies Bewegen der Gelenkpartner.

Der Knorpel ist nicht durchblutet und wird deshalb vom Gelenk-
wasser ernährt. Am besten funktioniert diese Ernährung, wenn das
Gelenk möglichst viel bewegt wird und dadurch die Gelenkflüssigkeit
oft ausgetauscht wird. Am besten eignen sich dazu Belastungen, bei
denen möglichst wenig Druck auf die Gelenke ausgeübt wird und die
Bewegungen weich und fließend sind. Für die Kniegelenke sind dies
beispielsweise Sportarten wie Fahrradfahren, Schwimmen oder Ski-
langlauf.

Führen wir nun aber *falsche* Gymnastikübungen aus, bei denen ein zu
hoher Druck auf die Kniegelenke einwirkt, kommt es zu einem
Knorpelverschleiß, er verliert an Elastizität, trocknet aus, wird brü-
chig und mit der Zeit schließlich aufgerieben. Diesen Vorgang nennt
man Arthrose.

Dies ist z.B. beim «Entengang» der Fall. Bei dieser Übung wird der
Knorpel an der Kniescheibenrückfläche mit einem Druck von ca.
500 kg belastet.

Um diese negativen Folgen zu vermeiden, sollten die Kräftigungsübungen möglichst nicht über eine Kniebeuge von 90°, d.h. über den
rechten Winkel hinausgehen.

Die Dehnübungen, gerade für die hintere Oberschenkelmuskulatur
(ischiocrurale Muskulatur), dürfen nicht federnd oder ruckartig
durchgeführt werden, da es sonst über den Dehnreflex eher zu einer
Verkürzung anstatt zu einer Dehnung dieser ohnehin zur Verspannung neigenden Muskelgruppe kommt.

Falsche Dehnübungen wie der Hürdensitz führen zudem zu einer
Überlastung der Menisken und Bänder des Kniegelenks, die ebenfalls
verschleißen bzw. ausleiern können, was zu einer Instabilität im Kniegelenk führt.

Falsche Übungen im Überblick

Literaturhinweise

Fleiß, O.: Unsere Wirbelsäule. Ein Funktionsprogramm zum
  Schutz der Wirbelsäule. München 1991.
Freiwald, J.: Aufwärmen im Sport. Reinbek bei Hamburg 1991,
  1993[2].
Kempf, H.-D.: Die Rückenschule. Das ganzheitliche Programm für
  einen gesunden Rücken. Reinbek bei Hamburg 1990, 1993[6].
Knebel, K.-P.: Funktionsgymnastik. Reinbek bei Hamburg 1985,
  1993[11].
Lenhardt, P./Seibert, W.: Funktionelles Bewegungstraining.
  Oberhaching 1992.
Michler, P./Grass, M.: Gymnastik – aber richtig! Eigenverlag
  P. Michler, Im Winkel 1, A-6971 Hard, 1991.
Preibsch, M./Reichardt, H.: Schongymnastik. München 1989.
Reinhardt, B.: Gesunder Rücken – besser leben. Erlangen 1989.
Reinhardt, B.: Die große Rückenschule. Erlangen 1991.
Sölveborn, Sven-A.: Das Buch vom Stretching.
  Beweglichkeitstraining durch Dehnen und Strecken.
  München o. J.
Ullrich, C.-H.: Training ohne Reue. München 1991.
Wirhed, Rolf: Sport-Anatomie und Bewegungslehre. Stuttgart,
  New York 1984.

Die Autoren

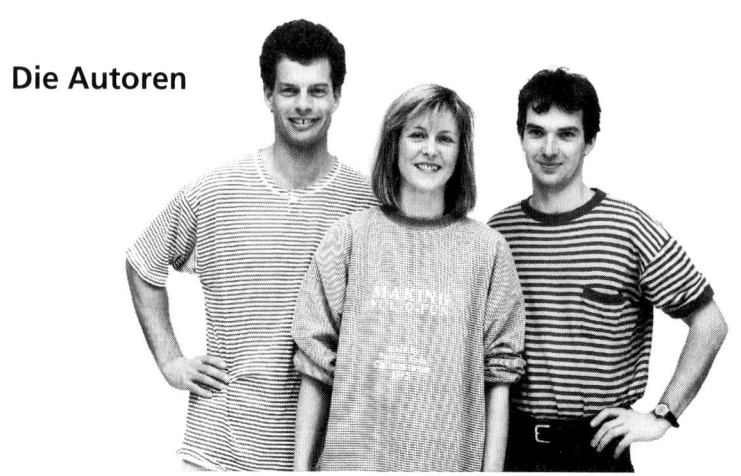

Dr. Thorsten Gehrke (Foto links), Jahrgang 1960, Orthopäde und Sportmediziner an der Universitätsklinik Kiel. Dozent für Sportmedizin am Institut für Sportwissenschaft der Universität Kiel. Er ist als Referent in der Schulungsarbeit des Verbandes für Turnen und Freizeit in Hamburg tätig.

Karen Beigel, Jahrgang 1953, Sportlehrerin, arbeitet als Gesundheitssport-Referentin beim Verband für Turnen und Freizeit in Hamburg und ist für die Aus- und Weiterbildung von Sport-Übungsleiterinnen verantwortlich.

Stephan Gruner, Jahrgang 1961, Physiotherapeut, arbeitet in einer Praxis für Krankengymnastik. Er ist als Referent in der Schulungsarbeit des Verbandes für Turnen und Freizeit in Hamburg tätig.

Rhythmische Sportgymnastik
von Sibylle Gienger
(rororo sport 8610)
Sibylle Gienger ist mehrfache
Deutsche Meisterin in der
Rhythmischen Sport-
gymnastik. In diesem Buch
verarbeitet sie ihre praktischen Erfahrungen aus
Training, Wettkampf und
langjähriger Lehrtätigkeit. Im
Vordergrund steht dabei die
Vermittlung der Bewegungs-
techniken und der Grund-
elemente mit den verschiede-
nen Handgeräten.

Geräteturnen
von Eduard Friedrich /
Manfred Nilsson
(rororo sport 7028)

Military
von Heinz von Opel
(rororo sport 8647)
Das Vielseitigkeitsreiten -
Military - gilt als die Krone
der Reiterei; Geländeritt,
Springen und Dressur gehören
dazu. Der Autor, erfahrener
Vielseitigkeitsreiter, gibt Tips
und Anregungen.
«Wer sich für Vielseitigkeitsreiten interessiert, kann von
der Lektüre dieses Buches viel
lernen.»
Reiner Klimke

Radsport
von Henk Zorn
(rororo sport 7618)

Sabine Letuwnik
Die 10-Minuten-Programme
für eine tolle Figur:
Bodytrainer Po und Beine
(rororo sport 9409)
Bodytrainer Brust und Arme
(rororo sport 9408)
Bodytrainer Bauch, Taille, Hüfte
(rororo sport 9407)

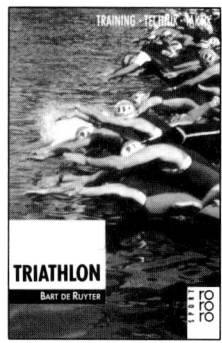

Triathlon
von Bart de Ruyter
(rororo sport 8646)
Triathlon ist eine relativ neue
Erscheinung in der Welt des
Sports, eine Dauersportart,
die Schwimmen, Radfahren
und Laufen kombiniert. Das
Buch zeigt, wie man als
Triathlet trainieren muß, welche Techniken man beherr-
schen muß und wie man sich
am besten einen Wettkampf
einteilt, vom «Ironman» auf
Hawaii bis zum Mini-
Triathlon im Sportverein.

rororo sport wird herausgegeben von Bernd Gottwald. Ein
Gesamtverzeichnis der Reihe
finden Sie in der Rowohlt
Revue. Jedes Vierteljahr neu.
Kostenlos. In Ihrer Buchhand-
lung.

rororo sport